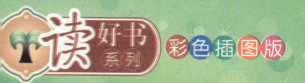

墨人◎主编

了解自己的身体

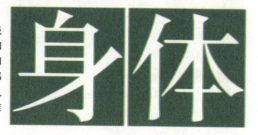

人的身体就像一部精密而复杂的机器，从出生起就在不停地运转着。无论多么高级的机器，如果天长日久地运转而又不及时加以保养和维护的话，都会出毛病。而保养和维护的前提是，一定要先了解这部机器各部分零件的构造和功能，以及机器运转的规律，这样，无论是在机器使用上，还是在保养维修上，都能够得心应手。

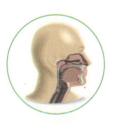
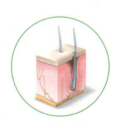
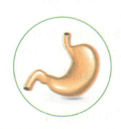
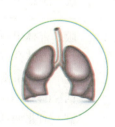

吉林出版集团股份有限公司

图书在版编目（CIP）数据

了解自己的身体 / 墨人主编. — 长春：吉林出版
集团股份有限公司, 2012.6
（读好书系列）
ISBN 978-7-5463-9654-5

Ⅰ.①了… Ⅱ.①墨… Ⅲ.①人体—青年读物②人体
—少年读物 Ⅳ.①R32-49

中国版本图书馆CIP数据核字(2012)第118339号

了解自己的身体
LIAOJIE ZIJI DE SHENTI

主　　编　墨　人
出 版 人　吴　强
责任编辑　尤　蕾
助理编辑　杨　帆
开　　本　710mm×1000mm　1/16
字　　数　100千字
印　　张　10
版　　次　2012年6月第1版
印　　次　2022年9月第3次印刷

出　　版　吉林出版集团股份有限公司
发　　行　吉林音像出版社有限责任公司
地　　址　长春市南关区福祉大路5788号
电　　话　0431-81629667
印　　刷　河北炳烁印刷有限公司

ISBN 978-7-5463-9654-5　　　　定价：34.50元

前言

　　人的身体就像一个精密而复杂的机器，从出生起就在不停地运转着。无论多么高级的机器，如果天长日久地运转而又不及时加以保养和维护的话，都会出毛病。而保养和维护的前提是，一定要先了解这个机器各部分零件的构造和功能，以及机器运转的规律，这样，无论是在机器使用上，还是在保养维修上，都能够做到得心应手。

　　同样的道理，人体也需要正确地使用、保养和维护，才能不生病或者少生病，延长寿命。这就需要我们一方面，通过了解人体各组成部分的构造、功能和生命的自然规律，以及疾病防治的相关知识，来提高自身的健康意识，改变不良的生活习惯，更好地"使用"人体这个机器；另一方面，要定期进行健康检查，及时观察身体各项功能的变化，尽早发现我们身体中的"故障"，及时"检修"，以防止其继续发展、恶化，从而保证身体整个机器的正常运行。

　　本书是一本描述人体构造及功能、指导健康卫生行为的科普读物。全书分为 12 章，系统地介绍了人体的各个组成部分，配有大量鲜活的插图，以便读者理解。考虑到本书主要的适用对象是青少年，具有一定的阅读和思考能力，故本书的专业性稍高于其他同类书籍。不用担心，书中出现的专有名词大都配以详尽的解释，大都能轻松理解。如果你有兴趣和时间的话，建议边读书边查一下相关的资料，这样获益会更多。

　　撰写本书的主要目的是向青少年普及人体健康知识，同时启发大家对生命和死亡做深层次的思考，从而在感受生命的伟大和死亡的必然性的同时进一步加深对生活的热爱之情。

　　本书作者均为医学专家，他们深深喜爱自己所从事的职业，因此在写作的时候，情不自禁地加入一些医学上的奇闻趣事，希望在激发广大青少年阅读兴趣的同时，培养其对生命科学的向往之情。

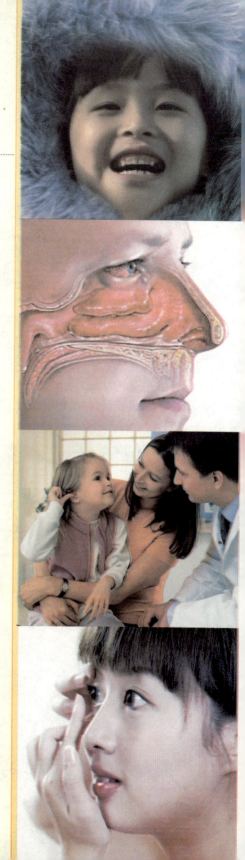

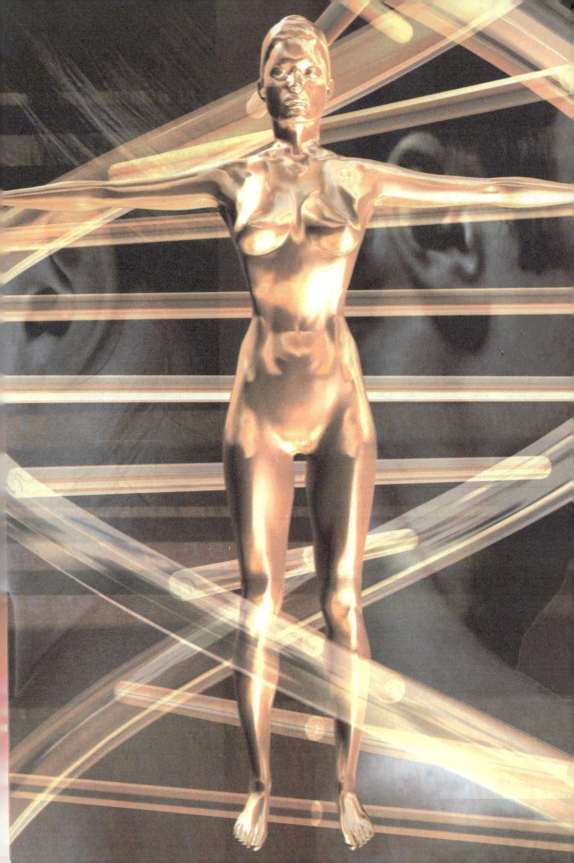

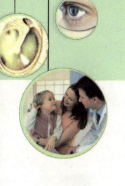

目录

目录

第6章

人体内的"双簧管"——喉

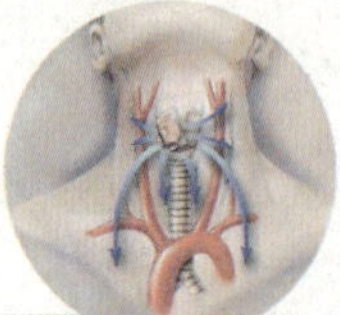

第7章

人体内的"气体交换机"——呼吸系统

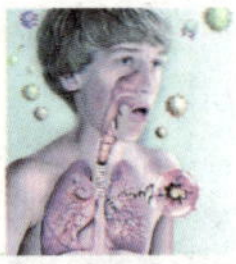

第8章

人体的第一道防线——皮肤

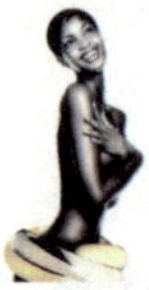

第9章

"动"物的资本——运动系统

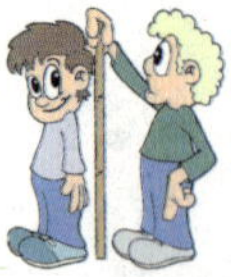

第10章

人体的"后勤基地"——消化系统

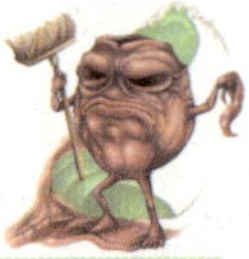

第11章

人体的"水利工程"——心血管系统

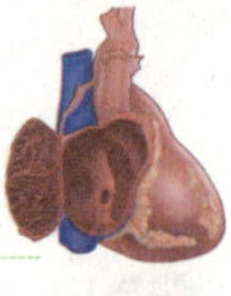

第12章

人体的"废物处理站"——泌尿系统

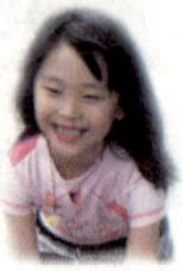

总论

初识我们的身体

人类是亿万年来由低等动物进化而来的，人体的形态结构至今仍保留着许多与动物，尤其是与哺乳动物类似的特征，如两侧对称的身体，体腔被横膈分为胸腔和腹腔等。但人类在进化中，直立行走和生产劳动使人类与动物相比已有本质的区别。例如脑能进行思维，有交流思维活动的语言和能够创造的双手，从而使人类成为世界的主宰者。

那么，作为身体的主人——你，是否真正了解构成整个人体的那些神秘元素、它们之间的关系、在人体中的作用及功能呢？想必这一连串的问题已让你变成"大头宝宝"了吧！不过没关系，从此刻开始，我们将会带你进入一个神秘的领域，在那里，一切问题都会变得明朗。准备好了吗？跟我一起来！

人体的构成

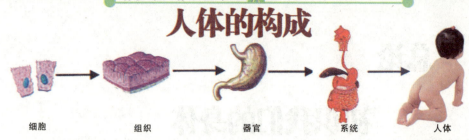

细胞　　　　组织　　　　器官　　　　系统　　　　人体

　　我们的身体从外表看，可分为头、颈、躯干、四肢等部分，身体表面是皮肤，皮肤下面是皮下组织、肌肉、骨骼等。骨骼和肌肉围成颅腔、胸腔和腹腔，胸腔与腹腔之间以横膈为界。胸腔里有心、肺，腹腔里有胃、肠、胰、脾、肾、膀胱等内脏。

　　构成人体的以上种种部件，虽然形状和功用很不相同，但它们都是由细胞构成的；形态相似，结构、功能相同的细胞和细胞间质构成组织；执行一定功能的不同组织联合在一起，构成器官；执行一定生理功能的器官按一定的次序组合在一起，构成系统；各个系统便构成了一个完整的人体。

● 细胞

　　细胞，是人体结构和功能的基本单位，也是生命活动的基本单位，还是构成人体生命大厦之"砖"。细胞或是独立地作为生命单位，或是多个细胞组成细胞群体或组织、器官和机体。细胞还能够进行分裂和繁殖，是生物体个体发育和系统发育的基础。细胞还是遗传的基本单位，并具有遗传的全能性。

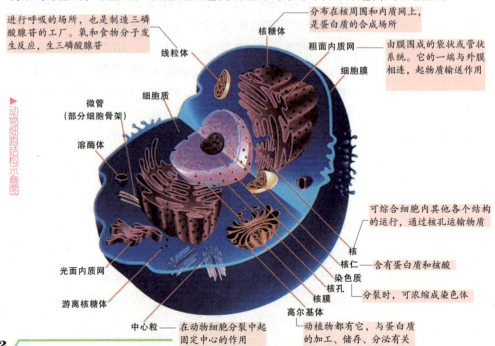

▶动物细胞结构示意图

进行呼吸的场所，也是制造三磷酸腺苷的工厂。氧和食物分子发生反应，生三磷酸腺苷

分布在核周围和内质网上，是蛋白质的合成场所

线粒体　核糖体

粗面内质网——由膜围成的袋状或管状系统。它的一端与外膜相连，起物质输送作用

细胞膜

微管（部分细胞骨架）　细胞质

溶酶体

可综合细胞内其他各个结构的运行，通过核孔运输物质

核
核仁——含有蛋白质和核酸
染色质
核孔
核膜——分裂时，可浓缩成染色体

光面内质网

游离核糖体

高尔基体——动植物都有它，与蛋白质的加工、储存、分泌有关

中心粒——在动物细胞分裂中起固定中心的作用

人体果然很奇妙

组织

　　许多形态相似、功能相近的细胞，借细胞间质结合在一起，这样就构成了组织。人体的组织有四大类，即上皮组织、结缔组织、肌组织和神经组织。

◎上皮组织主要分布在体表、消化道和呼吸道表面、各种器官的外表面，具有保护、分泌功能。
◎结缔组织具有支持、连接、保护、提供营养等功能，骨组织、血液等都属于结缔组织。
◎肌组织主要分布在骨骼、心脏、消化道，具有收缩、舒张功能。
◎神经组织主要分布在大脑和脊髓里，具有产生和传导兴奋的功能。

器官

　　生物体上由几种不同的组织构成的，具有一定形态、可完成一定功能的结构单位就是器官。器官的组织结构特点跟它的功能相适应。我们一般都比较容易注意到一些组织集中的直观的器官，如眼、耳、鼻、舌等感觉器官，心、肝、肺、胃、肾等内脏器官。不少器官都容易被人们忽略，而不被认为是器官，比如任何一块骨骼肌、皮肤等。

系统

　　许多共同完成一项或多项生理活动功能的器官组成系统。人体有八大系统，即运动系统、消化系统、呼吸系统、泌尿系统、生殖系统、循环系统、神经系统及内分泌系统。其中消化系统、呼吸系统、泌尿系统和生殖系统的大部分器官都位于体腔内，并借一定的管道与外界相通，故又总称为内脏。

　　人体的器官、系统虽都各有特定的功能，但它们在神经体液的调节下，相互联系，密切配合，共同构成了一个完整的统一体——人体。

▼神经组织主要分布在
大脑和脊髓里

新陈代谢

　　人体宛如一台精密的仪器，各系统和器官在神经系统和内分泌系统的控制和调节下得以有序地运行。这一生命体有序运行的过程就是我们常说的新陈代谢。

　　新陈代谢包括生命体内所有的物质代谢和能量代谢。物质代谢是指生物体与外界环境之间物质的交换和生物体内物质的转变过程。能量代谢是指生物体与外界环境之间能量的交换和生物体内能量的转变过程。

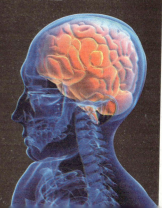

任何活着的生物都必须不断地吃进食物，积累能量，还必须不断地排泄废物，消耗能量，因此新陈代谢是生命体不断进行自我更新的过程，也是生命现象的最基本特征。如果新陈代谢停止了，生命也就结束了。

在人体这种精密复杂的机器中，任何一个部件出了问题，它的功能就必须由其他部件进行代偿。如果代偿不了，人就会生病，也就是说，人体的某一器官或系统由正常状态（生理状态）转化成为异常状态（病理状态）。

接下来就让我们从各个器官和系统入手，慢慢探索生命的奥秘吧。

在新陈代谢过程中，既有同化作用，又有异化作用。同化作用又名合成代谢，是指生物体把从外界环境中获取的营养物质转变成自身的组成物质，并且储存能量的变化过程。异化作用又叫作分解代谢，是指生物体能够把自身的一部分组成物质加以分解，释放出其中的能量，并把分解的最终产物排出体外的变化过程。

下图为人体脂肪的代谢过程示意图。人体脂肪代谢的过程就是通过它的转运体脂蛋白不断地运输和转化，最终一部分被利用，一部分被储藏，一部分被排出。

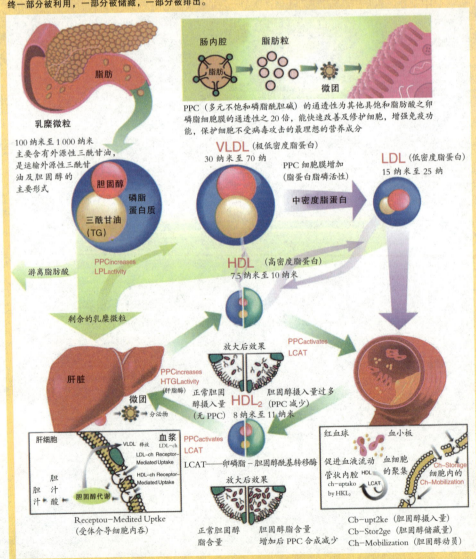

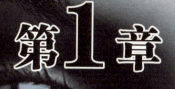

第1章

人体的照相机——眼

　　每天，我们都用自己的感觉器官感受着绚丽多彩的世界，而在这神奇的感受器中，眼睛可以说是最重要的。你知道吗？我们每天接收的外界信息中有 80% 来自我们的眼睛，眼睛被认为是我们人体感受器中最重要、最精巧、最完美的感觉器官。

　　当然，眼睛除了作为我们最重要的接收器，让我们能够看到这个多彩的世界，同时它还是容貌的中心。眼神的每一个变化，都能传达出各种不同的情感，生活中，有人冷眼旁观、有人望眼欲穿、有人别具慧眼、有人眉开眼笑……

　　因此，眼睛又被喻为心灵的窗户。拥有一双清澈的眼睛，将为你带来无穷的魅力和风采。现在就让我带你通过这扇心灵之窗，大开眼界，去学会如何保护自己的眼睛。

认识你的眼睛

很多人可能认为眼睛就是指眼球，事实上它还包括视觉通路（主要为视神经）和眼附属器（包括眼睑、眼外肌、泪器等）。眼的大部分位于眼眶内，其功能是接受光线的刺激，然后将感受到的光波刺激转换为神经冲动，又经视神经传入大脑，产生视觉。眼附属器位于眼球周围，对眼球有支持、保护和运动作用。

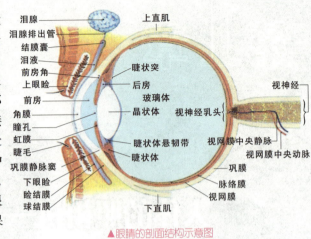

▲眼睛的剖面结构示意图

眼球

▼眼球的解剖结构示意图

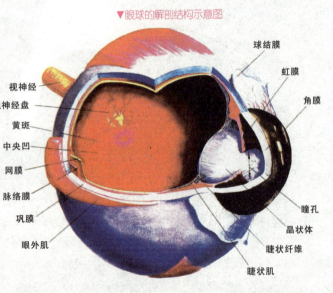

眼球是眼睛的核心部件，可以将其比作人体的照相机，它的很多结构具有类似于相机各部分的功能，当然我们的眼球构造更复杂、更精巧。其实照相机正是模仿眼球的原理制造出来的。

眼球近似球形，位于眼眶内。正常眼球的前后径出生时平均为16毫米，3岁时就达到了23毫米，成年时为24毫米，垂直径较前后径略小，受眼睑保护。它是一个充满液体的球状物，由眼球壁和眼球内容物组成。

眼球壁

眼球壁分为外、中、内三层。外层由致密的纤维构成，故称纤维膜，其前1/6透明的为角膜，后5/6不透明的为巩膜，俗称"眼白"；中层富含血管和色素细胞，呈棕黑色，由前到后分为虹膜、睫状体和脉络膜三部分，是眼的感光部分；内层是最重要的一层，即视网膜。

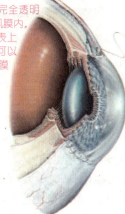

▶健康的角膜是完全透明的，其周边嵌在巩膜内，就像表蒙嵌在手表上一样，透过角膜可以看到棕黑色的虹膜和瞳孔。当发生病变时，其透明度必定会有所下降，影响视力

角膜和巩膜

◎角膜：角膜呈横椭圆形，位于眼球前部，是接收信息的最前哨入口。外界的光线透过角膜射入眼内，我们就可以看到缤纷的世界了。它就像是人体照相机的镜头。

角膜内无色素、无血管，仅有很少能吸收光线的浑浊颗粒，因而它是透明的。角膜虽然是透明的，但它具有丰富的感觉神经末梢，能对微小刺激立即产生显著反应。此外，它还与巩膜一起对精细的眼球内容物提供特殊的保护。

眼睛里为何容不得一粒沙子？

　　在组织学上，人们将角膜由前向后分为上皮层、前弹力层、基质层、后弹力层及内皮层五层。其中最外层的上皮细胞层是角膜抵御外来侵犯的第一道重要防线。该层神经丰富，是全身中终末神经分布最多的部位，其感觉也因此最为敏锐，任何异物进入它都会有所反应，这就是为什么眼睛容不得一粒沙子。这种敏感性对角膜起着重要的保护作用。

如何处理眼内异物？

　　角膜上皮细胞层生长迅速，结合牢固，对绝大多数的细菌和毒素有很大的抵抗力，破坏后可以再生，24小时内即可完全修复，不留瘢痕。因此，当我们眼内有异物进入的时候，大多不会对眼睛造成什么大的伤害。但由于角膜暴露在外，角膜上皮细胞很容易遭受损伤，便给了致病微生物可乘之机，故角膜的感染很常见。尤其是当稻谷、铁屑、灰砂等较尖锐或有刺激性的异物溅入眼内时，我们常会感觉极不舒服，若是处理不当还会有角膜溃疡以致穿孔的危险。

　　因此，当我们遇到这样的情况时，一定不能用力揉搓，以防异物滚动损伤眼球。这时，我们可将眼皮向前拉，让眼泪将异物冲走或用冷开水冲洗以冲走异物。如果无效，闭上眼睛，做以下处理：①用生理盐水或3％的硼酸溶液冲洗结膜囊；②用消毒棉签蘸少许生理盐水轻轻擦去，然后滴用抗生素眼药水；③必要时送医院诊治。

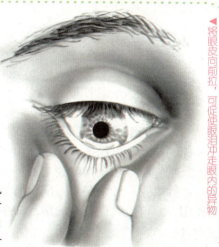

▲将眼皮向前拉，可促使眼泪冲走眼内的异物

◎巩膜：巩膜质地厚，不透明，前缘与角膜相接，是致密的胶原纤维结构，是保护眼内组织的屏障。

正常人的巩膜呈乳白色。巩膜颜色发黄是黄疸的重要体征。黄疸是由血液中血清胆红素升高，致使皮肤、黏膜、巩膜发黄而形成的，而且黄疸总是最先出现在我们的眼睛上。因此，眼睛突然变黄，通常是由于红细胞被大量破坏，或是肝脏出现了问题而使胆红素代谢障碍，或是胆管、胆囊也"生病"了。老年人巩膜发黄则是脂肪物质沉积造成的。

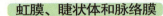

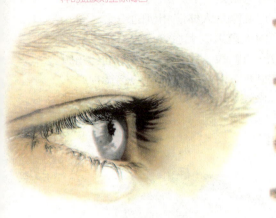

▼虹膜的颜色会因种族差异而有所不同，白色人种的虹膜因缺乏色素而呈蓝色，有色人种的虹膜则呈棕褐色

棕色

绿色

蓝色

黑色

灰色

虹膜、睫状体和脉络膜

◎虹膜：虹膜位于眼球的最前部，中央形成直径 2.5 毫米至 4 毫米的圆孔，即瞳孔。瞳孔就好像照相机的光圈，可以扩大或缩小，调节进入眼睛的光线。当光线强烈时，瞳孔缩小；弱光下瞳孔放大，让较多光线进入，以看清物体（如在电影院中）。而瞳孔的放大、缩小运动均是由虹膜内围绕瞳孔的环状的瞳孔括约肌和放射状的瞳孔开大肌控制的。

所以，建议大家节假日时与其整天坐在电视机或电脑前，不如去电影院看电影，因为黑暗环境可使瞳孔放大，让眼睛适度放松。

◎睫状体：睫状体位于巩膜的内面，与晶状体相连，是能伸缩的小肌肉，和晶状体共同组成类似照相机的变焦系统。当看近物时，睫状体收缩，与晶状体相连的睫状小带松弛，晶状体由于自身弹性变凸，屈光度增加，使进入眼球的光线刚好能聚焦于视网膜上；当看远处的物体时，则与此相反。

◎脉络膜：脉络膜是一层含血管和色素的棕色薄膜，有吸收眼内分散光线的作用，它可使我们看东西更加清晰，还可以给与脉络膜紧靠的视网膜外层提供营养。

视网膜

视网膜位于眼球壁的最内层，是一层透明的膜，相当于照相机的底片，是眼球中最重要、最精细的结构，也是视觉形成的神经信息传递的第一站。这可是我们眼睛有别于照相机的最神奇的地方了。

视网膜具有很精细的网络结构及丰富的代谢和生理功能。它含有光敏细胞，光敏细胞里又分视杆细胞和视椎细胞。前者对暗光很敏感，所以为夜视所必需；而后者则对日光或者彩色图像敏感，所以大都在白天发挥作用。在人的眼睛中，大约有 1.3 亿个感光细胞，视网膜细胞中含有视色素，当光波落在它上面时就会引起快速的光学变化，将光能转换为细胞膜电位信号，电位信号的变化又引发人们常说的视觉神经冲动。

感光细胞接受光波刺激后，便可将其转换为神经冲动。在视神经起始处有圆形白色隆起，称视神经盘。此处无感光细胞，称生理性盲点。在它的外侧 3 毫米至 5 毫米处有一黄色区域，叫作黄斑，为视觉最敏锐的地方。当我们仔细看物体的时候，经过眼内调节装置的调节，物像就落在了黄斑上，这时我们看得最为清楚。

什么是视网膜脱离？

正常情况下，眼球的深层为视网膜输送营养并提供支撑。当视网膜与眼球深层发生分离时，就叫作视网膜脱离。

视网膜脱离后，由于没有眼球为其提供营养和支撑，视网膜就会出现功能障碍，引发多种视觉异常情况。

对于青少年来说，外伤导致的视网膜脱离是比较常见的，这就要求青少年朋友在日常生活中一定要注意避免过于剧烈或危险的运动，并做好运动中的安全防护措施。

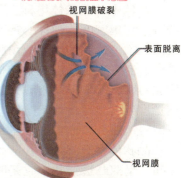

▼视网膜脱离的剖面示意图

视网膜破裂

表面脱离

视网膜

视网膜脱离的原因有很多，比如，外伤会导致视网膜撕裂，从而引起视网膜脱离。但是，更多的视网膜脱离是由玻璃体的黏度变化引起的。人在衰老的过程中，玻璃体黏度通常会发生变化而导致视网膜的脱离，这是无法预测的，也无法预防。一旦发生这种类型的视网膜脱离，若不及时进行手术修复，可能会导致完全失明。

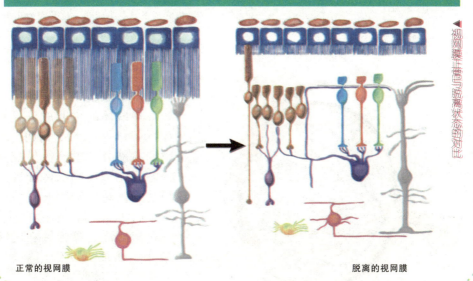

正常的视网膜　　　　　　　　　　　脱离的视网膜

▲视网膜正常与脱离状态的对比

◆▍眼球内容物

眼球内容物包括房水、晶状体和玻璃体，三者均透明，与角膜一起构成眼的屈光系统，使外界物体的光线能顺利地投射到照相机的底片——视网膜上。

房水

房水为无色透明液体，充满前房与后房，房水总量约占眼球整个容积的4%，处于动态循环中。房水可为角膜和晶状体提供营养，维持眼内压，还有屈光作用。

眼睛的"前房""后房"

前房指角膜后，与虹膜、瞳孔区晶状体之间的腔隙，相当于手表的表蒙与表盘之间的腔隙。前房是眼球中极其重要的部分，它的主要成分是房水。

后房指虹膜后面，睫状体内侧，晶状体悬韧带前面和晶状体前侧面的环形间隙，容积约0.06毫升。

晶状体

　　眼球中的晶状体堪称生物学上的一个奇迹，它集密度、弹性、透明于一体，是人体中唯一透明的组织（角膜虽然也是透明的，但它只是一层胶状结构，而非细胞构成的组织）。只要它稍微不透明，我们的视觉世界就会变得像哈哈镜，充满变形而模糊的光影。

　　晶状体富有弹性，位于虹膜和玻璃体之间，呈双凸透镜状。它是眼球屈光介质中最重要的，因为它可以在睫状体的协助下变换厚度，调节屈光度，使我们能自如地看清远近的物体。这是不是很像照相机的聚焦镜头呢？

为什么只有晶状体是透明的？

　　在人体中，透明并不容易达到，无论是什么组织，若它有些许颜色，便会吸光，使我们看不见某些颜色。因为细胞中有被称为"胞器"的内部构造，每个构造都有各自的折射率，当光线穿越折射率不同的区域时，便会发生散射而造成某种程度的不透明。再者，有些细胞还会吸收某些光波而产生颜色。例如，红细胞中的血红素，其独特的红色便是血色素造成的；不少细胞（尤其是头发与皮肤细胞）都含有黑色素。

　　又如软骨，它既没有黑色素，也无血液供应，当然也就没有颜色，但它顶多只是半透明。这是因为几乎所有的组织、细胞或纤维都以不同的角度排列，造成不同的折射率，使光线通过时发生散射。

▼晶状体及玻璃体位置示意图

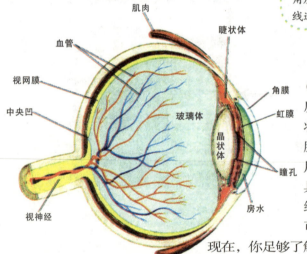

肌肉
血管
视网膜
中央凹
玻璃体
视神经
睫状体
角膜
虹膜
晶状体
瞳孔
房水

玻璃体

　　玻璃体的主要成分是水（占99%）和胶质，是屈光介质的一部分。玻璃体呈凝胶状态，充填于晶状体和视网膜之间；对视网膜起支撑作用，代谢缓慢，不能再生，具有塑形性、黏弹性和抗压缩性。如果支撑作用减弱，可导致视网膜脱离。

　　现在，你足够了解自己的眼球了吧！对，它就像是一部精密的人体照相机：透明的角膜是照相机的外镜头；坚韧的巩膜是照相机的机箱；虹膜形成的瞳孔是照相机的光圈；睫状体和晶状体的协作构成了照相机的聚变焦镜头；棕色的脉络膜是照相机的暗箱，使成像更加清晰；感光的视网膜是照相机的底片，它将形成的像转换成神经冲动，传入我们的大脑；清亮的玻璃体则支撑着底片，以防皱缩脱落；眼球的内容物（房水、玻璃体）和角膜共同构成照相机的折光系统。

　　我们的眼球如此精细、神奇，但同时它也是脆弱的，需要有特别的保护。我们下面要介绍的是眼眶及眼的附属器。

眼眶及眼的附属器

眼眶

眼眶为一四棱锥体形骨腔，如同我们颜面上两个坚固的山洞，由 7 块骨构成，我们的眼球就安然地躺在其中。

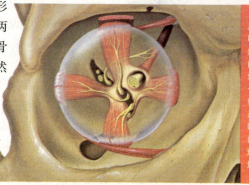

看到"山洞"后的圆孔和裂隙了吗？它们就是视神经，以及支配眼球的神经血管出入的地方。当然，这个"山洞"还能容纳其他的结构，就是我们将要讲到的眼附属器，它们之间由脂肪填充，眼球在其中舒适无忧地"安家落户"

眼的附属器

眼的附属器包括眼睑、结膜、泪器、眼外肌。它们的生理功能是呵护我们的眼球，当然，眼外肌主要是让我们的眼球能自由地转动。

眼睑

眼睑位于眼眶前方，是保护眼球的屏障。眼睑的前缘有 2 行至 3 行睫毛，睫毛有防止灰尘进入眼内和减弱强光照射的作用。

"倒睫"是怎么回事？

如果睫毛长向角膜，就被称为"倒睫"。"倒睫"的出现有先天和后天两种情况：先天性"倒睫"通常在下眼皮；后天性"倒睫"最常见的是由沙眼所致的。眼睛灼伤、眼皮外伤或眼皮手术，会引起眼睑结疤，而出现"倒睫"。倒生的睫毛摩擦结膜和角膜，引起异物感、流泪、怕光、眼睑痉挛、结膜充血、角膜浑浊或角膜溃疡，甚至失明。

若情形不严重，使用些抗生素眼药膏即可。若是整排睫毛的"倒睫"，且有眼睑内翻的情形，则需手术矫治。

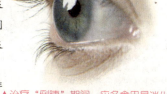

▲治疗"倒睫"期间，应多食用易消化、含维生素C丰富的新鲜蔬菜和水果

眼睑由外至内可分为皮肤层、皮下组织层、肌层、睑板和睑结膜五层。

◎皮肤层：人体最薄柔的皮肤之一，细嫩而富于弹性。因为下面的结构疏松，所以眼睑皮肤易滑动和形成皱褶——漂亮的双眼皮。

◎皮下组织层：为疏松的结缔组织，所以肾病水肿、眼睑发炎时，眼睑就容易肿起来，有的人睡眠不足也会导致眼肿。

◎肌层：包括眼轮匝肌、上睑提肌及上睑板肌。眼轮匝肌纤维走向与睑裂平行，收缩时睑裂缩小，上睑提肌走向与睑裂垂直，收缩时睑裂增大，我们的眼睛就是在它们的配合下睁闭自如的。

◎睑板：内有许多呈麦穗状分布的睑板腺，可分泌类脂质，对眼表起润滑及防止泪液外溢的作用。若睑板腺导管阻塞，便会形成睑板腺囊肿，即麦粒肿，也就是人们常说的"针眼"。它由睑板腺或睫毛毛囊及附属腺体感染化脓所致。

◎睑结膜：为眼睑的内表面，紧贴睑板，湿润光泽。

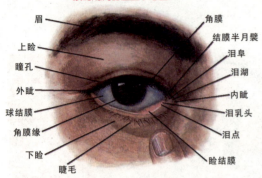

▼眼的附属器位置示意图

眉
上睑
瞳孔
外眦
球结膜
角膜缘
下睑
睫毛

角膜
结膜半月襞
泪阜
泪湖
内眦
泪乳头
泪点
睑结膜

结膜

结膜是一层薄而光滑透明的黏膜，覆盖在眼球的前面和眼睑的后面，形成一个以睑裂为开口的囊，当我们的眼睛闭上时，结膜就可以形成一个完整的囊了，我们称它为结膜囊。结膜可分为睑结膜、球结膜、结膜穹窿三部分。

泪器

泪器是分泌眼泪的结构，包括泪腺和泪道两部分。泪腺位于眼眶外上方的泪腺窝内，从外上方开口于结膜囊。泪道由泪点、泪小管、泪囊和鼻泪管组成，是排出眼泪的"河道"，总长约40毫米。在眼内共有10条至12条这样的"河道"。

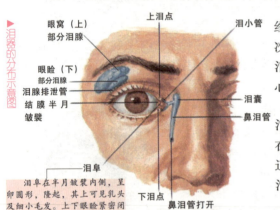

▶泪器的分布示意图

眼窝（上）部分泪腺
眼睑（下）部分泪腺
泪腺排泄管
结膜半月皱襞
泪阜

上泪点
泪小管
泪囊
鼻泪管
下泪点
鼻泪管打开

泪腺分泌出的眼泪从结膜囊经泪道被引到鼻腔，从上到下依次经过上下眼睑的泪点、泪小管、泪囊和鼻泪管，这就是我们在伤心欲哭时会觉得鼻子酸的原因。

你可不要以为只有哭的时候泪腺才分泌眼泪。其实，眼泪是在不停地被分泌着的，并通过泪道排出，因为只有这样才能使眼泪保持新鲜。

泪阜在半月皱襞内侧，呈卵圆形，隆起，其上可见乳头及细小毛发。上下眼睑紧密闭合，避免异物进入泪点，与半月皱襞联合形成泪湖，大量泪液形成时可以暂时存留而后缓慢排出，眼睑开闭时泪阜压迫泪点及泪小管，有助于负压形成，使泪液流入泪道。

眼泪的功能

眼泪是由泪腺分泌的。合上眼睑时，眼泪向下，向鼻孔方向流，流向泪点（靠近鼻孔的眼睑上、下部开口处）；闭上眼睛时，眼泪被迫经泪囊内的狭窄的泪道流出。肌肉松弛时，泪水从泪囊流向鼻泪管，再流入鼻孔。这就是为什么在流眼泪的时候，鼻孔也会湿润。

眼泪是一种非常有用的排泄物，它能够有效抵抗眼中的一些细菌；可以帮助排除眼中的污垢；能够保持眼睛的湿润；最重要的是，能够提供完善的软屈光表面。

▼泪囊充盈前后的对比图

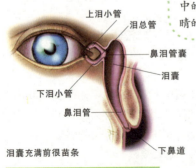

上泪小管
泪总管
鼻泪管囊
泪囊
下泪小管
鼻泪管
下鼻道

泪囊充满前很苗条

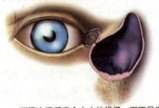

泪囊充满后像个大大的袋子，深不见底

眼外肌

　　每只眼球都有内、外、上、下4条直肌和上、下两条斜肌，共6条眼外肌，它们均起自眶尖部视神经管周围的总腱环，向前展开附着于眼球的稍前方。只有它们团结协作才能保持正常的眼位和复杂精细的眼球运动，从而发挥双眼单视（立体视觉）的功能。眼外肌发生病变可形成斜视、弱视和立体视功能障碍。

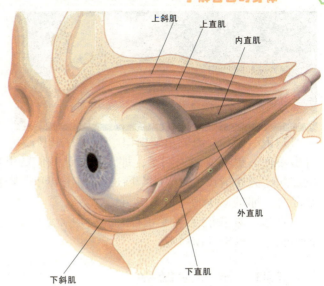

▲眼外肌

◆ 视觉通路

　　视觉通路简称"视路"，是我们要介绍的眼睛结构的最后一部分，也是我们平时看不到、极为抽象的一部分。

　　视路是视觉信息从我们的照相机底片——视网膜感光细胞开始到大脑的视觉中枢的沿途路径。让我们简单看一下它要经过的路径：

　　光感受器→双极细胞→视神经节细胞→视神经盘→视神经→视交叉→视束→外侧膝状体→视放射→视皮质

　　解释上述的过程就是：神经冲动由视神经携带信号通过视路，将信号送到位于脑后部的视觉中枢。脑外膜上的神经细胞接收到视觉信息后，立即以不同的方式进行处理，它通过不同地方的不同细胞对视觉图像的图案、运动、色彩及其他各方面感应，将这些信号重新塑造成图像。这样，人们就能清楚地看到外部的各种物体了。

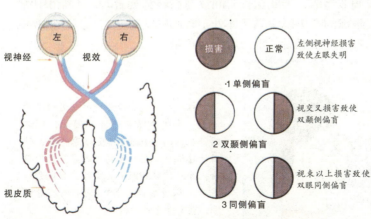

▲视觉途径示意图　　▲视路损害的三种情况示意图

　　特别值得注意的是，由于视觉纤维在视路各段的排列不同，在视路上神经纤维某部位发生病变时，会出现特定的视野异常，也就是说会出现两侧边的东西看不见，或一边的东西看不见的情形，这为神经科的医生诊断疾病提供了非常重要的线索。

　　大脑产生图像的过程就如同将许多不连贯的音符整理成一曲动人的乐曲。眼睛实为天造的精巧之物，怎能不令人折服呢？

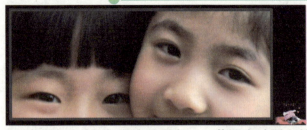

保护你的眼睛

眼睛是我们认识世界、学习知识、相互交流的重要窗口。若视力减弱，就会给我们的学习和生活带来许多不便，更不要说失明了，那无疑会让我们的世界变成一片黑暗。海伦·凯勒那句"假如给我三天光明"所透露出对光明的渴望，曾让全世界的人为之心酸动容。那是怎样的一种渴望啊！

所以，在我们了解了"心灵的窗户"之后，再一起来学习如何爱护、保护眼睛这一珍贵的窗口吧。

● 近视、远视与散光

◆ 近视

近视多是由眼球前后径过长，或是角膜或晶状体曲率过大，折光率过强导致的。当远处物体射来的平行光线到达眼睛时，不是聚焦在视网膜上，而是聚焦于视网膜之前，因此我们看远物时，物像模糊。只有将物体移近才能在视网膜上成像，看清物体。

▼近视视物示意图

角膜变长

瞳孔

视网膜

物体折射进入角膜、瞳孔、晶状体

眼睛由正常转变为近视

假性近视及其预防

假性近视是相对于真性近视而言的，主要发生在青少年时期。青少年在看近物时，由于使用调节的程度过强和持续时间太长，造成睫状肌的持续性收缩，引起调节紧张或调节痉挛，因此在长时间读写后转为远看时，不能很快放松调节，而此时造成眼球的变焦镜头晶状体处于较凸的状态。它和真性近视的区别在于使用阿托品麻痹睫状肌后，视力可恢复正常。

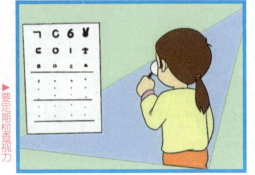

▶要定期检查视力

近距离看电视、昏暗灯光下阅读都会损害视力吗？

在光线不足的地方看书或近距离看电视，会造成眼睛干涩。因此，阅读时，应保持60瓦至100瓦灯泡亮度；使用计算机时，应避免刺眼的桌灯直射眼睛，并维持柔和照明。此外，每10分钟将目光从屏幕上移开，花10秒看看远方，也有助于保护视力。

度数在300度以下的都是假性近视，不必矫正，是这样吗？

假性近视是过度使用眼球时产生痉挛而造成的无法放松的症状，经过休息视力就可恢复正常，而真性近视是眼轴不正常的增长。判断真性与视假性近视并不是纯粹以度数来决定的。因此，即使是300度以下，为了不使视力进一步恶化，也需进行矫正。

睡觉时开夜灯易造成儿童近视吗？

美国有关专家认为，给儿童留一盏小灯，可能有助于他们练习眼球对焦及眼睛协调技能。

近视的人上年纪后不会得老花眼，所以年轻时近视没关系，对吗？

上年纪的人，无论有没有近视，都无法避免老花眼，只不过近视的人看近物时，可抵消一部分老花眼的度数。所以年轻时为了自身的生活便利、眼睛健康，避免青光眼等眼部疾病的发生，我们必须注意保护视力。

打乒乓球可以防止近视吗？

打乒乓球能预防近视，说来有点神奇。我们知道，造成近视的重要原因是眼睛疲劳。长期从事近距离工作的人，由于晶状体总是处在高度调节状态，可引起视力疲劳现象。同时，看近处物体时，两眼球会聚向鼻根方向，使眼外肌肉压迫眼球，天长日久，眼轴就会慢慢变长，形成近视。而打乒乓球时，双眼必须紧盯着穿梭往来、忽远忽近、旋转多变的快速来球，这使眼球不断运转，血液循环增强，眼神经机能提高，从而使眼睛的疲劳减轻或消除，起到预防近视的作用。因此，打乒乓球，不仅能健身，而且对眼睛也有保健作用。

因此，假性近视属于功能性改变，眼球的前后径并没有变长，只是调节痉挛。

假性近视如能在早期发现并治疗，可以避免睫状肌因长期收缩造成眼球前后径增长而形成的真性近视。目前治疗假性近视的方法有很多，主要是放松调节，常用的方法如下。

◎ 散瞳疗法：应用睫状肌麻痹剂，每日1次，以使睫状肌放松。

◎ 戴凸透镜法：先戴一个较高度数的凸透镜，注视5米远的视力表，使睫状肌放松，然后调整凸透镜的度数，直到视力恢复基本正常为止。

◎ 远眺法：在学习或写字1小时至2小时后，远眺大自然景色，使睫状肌调节松弛。

采取多种方法治疗有一定的效果，但都治标不治本，根本的方法还是督促青少年从小养成良好的用眼习惯，每日坚持做眼保健操3次至4次。

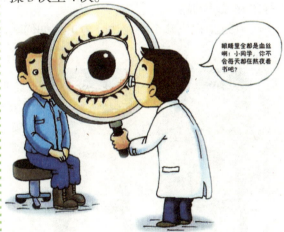

◆| 远视

远视多由眼球的前后径过短或屈光系统的屈光力过弱导致。当远处物体射来的平行光线到达眼睛时，不是聚焦于视网膜上，而是聚焦于视网膜之后，因而看远物时，眼球需进行调节以增加屈光力，而要看清近处目标则需进行更多的调节，造成远视不清、近视更不清的情况。

◆ 散光

平行光线经过屈折度不一致的角膜，无论调节与否，均不能在视网膜上聚焦，即为散光。通常，散光是由角膜或晶状体异常导致的。

这样我们就知道了矫正近视需用凹透镜，以减小折光率，使光线重新聚焦于视网膜上，而远视配镜原理正好相反。患有近视的人往往伴有散光，所以在配镜时，如果度数配好后依然感觉视物模糊，就应该在验光时注意是否有散光，在配镜时加散光矫正，才能达到最佳效果。除了配戴框架眼镜或隐形眼镜来矫正视力，还可以通过角膜激光手术改变角膜的屈光度，使光线聚焦于视网膜上，进而使视力得以恢复。

● 怎样避免电脑视疲劳

电脑似乎早已成为人们必不可少的"装备"之一，它是人们的"伴侣""朋友"。但是，小心！这个"亲密爱人"也会成为我们的"敌人"。当我们长时间地坐在电脑前，它便会令我们的眼睛在不知不觉间渐渐失去飞扬的神采和灵动的魅力。

在这里提供几个小秘诀，告诉你如何防治这令人头疼的问题。

眼睛疲劳，睡个觉就行吗？

睡觉不能舒缓眼疲劳，应该凝神注视远物或向上看、左右转动眼球，以舒缓疲劳。

有人认为，看远就能缓解眼疲劳，其实，这是不准确的，关键并不是要看多远，而是每次近距离用眼的时间要缩短。

挤按睛明穴　按揉太阳穴和轮刮眼眶
按揉四白穴　干洗脸

呵护我们的眼睛，做眼保健操是一个好方法，眼保健操是根据祖国医学的推拿、针灸、穴位按摩编制而成的。小学生做眼保健操可预防近视，成年人做眼保健操可缓解视疲劳，让眼睛得到更彻底的放松。

间歇休息

持续面对电脑屏幕，会导致眼部肌肉紧张。试试"20"规则：每20分钟，休息20秒，距离屏幕20英寸（约0.5米）。记住，摆一个计时器在你的电脑桌上，让它来提醒你。

多眨眼

日本一项相关调查显示，人眨眼的频率大概是18次/分。但大部分人使用电脑工作时眨眼的频率竟然只有7次/分，从而导致眼睛干燥不适。因此，请记住多眨眼。

减少强光照射

电脑屏幕和背景的强烈对比，会使眼睛不堪重负。调整光源（台灯）的方位，使上方的光线尽量柔和，并且在窗户上加上窗帘，这对眼睛是有好处的。

从上往下看电脑

电脑作业是近距离用眼活动，从上往下看可以使眼睛保持较好的工作状态。因此，使用电脑时，应使电脑屏幕在眼睛水平线下 10 厘米至 20 厘米处。

每年做一次视力保健检查

当然，如果感到眼部不适，应该及时让眼睛得到休息和治疗。

养成用滴眼液的习惯

眼睛不舒服时，用一些保健型的滴眼液，它可以让你的视力疲劳在短时间内得到缓解。

▲当眼睛不适时，可在医生的指导下选择适合你的滴眼液来缓解眼疲劳。

● 关于隐形眼镜

眼下，越来越多的人选择使用隐形眼镜来矫正视力。隐形眼镜相比框架眼镜有不少优点：隐形眼镜没有镜框的阻碍，没有重量，对佩戴者的外形并无影响，对爱美的人士尤其适合；减少了镜片碎裂的风险，为运动人士带来更大的方便。隐形眼镜亦可减轻双眼成像相差，而对于角膜不规则散光的患者，隐形眼镜可矫正其视力问题。

然而，如果不注意戴隐形眼镜的一些注意事项，它也可能给我们的眼睛带来更大的伤害。你是否适合戴隐形眼镜？戴隐形眼镜应注意什么？让我来告诉你吧。选配隐形眼镜需把握五个环节。

戴眼镜或隐形眼镜会使视力愈来愈差吗？

有人坚持不戴眼镜，认为"一戴就拿不下来，以后度数会增加"。大错特错！一般来说，经过眼科医师验光，戴度数合适的框架眼镜或隐形眼镜，能避免度数持续增加

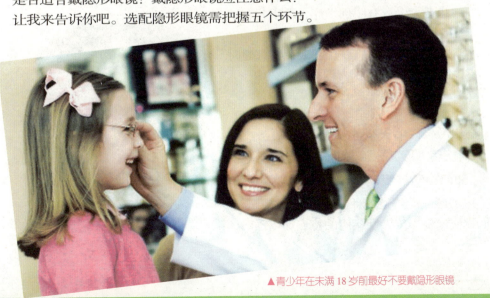

▲青少年在未满 18 岁前最好不要戴隐形眼镜

◎戴前应由专业眼科医生检查，患有沙眼、角膜炎、结膜炎、高血压、糖尿病、内分泌失调等疾病的人，以及未成年儿童，不宜戴隐形眼镜。

◎应依照专业眼科医生指导，按说明书规定，戴、脱隐形眼镜操作规范化，防止指甲、夹子或其他尖锐物品损伤镜片。

◎镜片摘下后要放入专门的镜盒，并用护理液浸泡，镜盒要确保卫生，防止镜盖压坏镜片。

◎通常，初戴者在一周后、常戴者在3个月至6个月应做一次眼部复查，并且，如用后发现不适等问题，应及时去检查，以确保用眼卫生。

◎使用化妆品的隐形眼镜佩戴者，必须遵循先戴镜后化妆、先脱镜后卸妆的原则，严防洗发、护肤、美容化学品损伤镜片。

▲◀戴隐形眼镜可矫正视力

什么是红眼病

红眼病是急性结膜炎的俗称，多发于天气干燥的春、秋季节，是由细菌感染所致的一种常见的接触性、传染性眼病，具有流行性。它具有传染性强、潜伏期短、疾病发展快的特点，如果不及时治疗，容易转变成慢性结膜炎或并发角膜炎。

◆ 红眼病的主要临床表现

◎患者大多数有眼部发痒，严重时有怕光、流泪、灼热感等症状。

◎有时分泌物附着在角膜表面可有暂时性视力模糊，冲洗后视力即可恢复，由于大量分泌物使上下睑毛粘连，早晨睁眼困难。

◎通常发病3日至4日病情达高潮，以后逐渐减轻，10天至14天即可痊愈。

◎患红眼病时，双眼同时或先后发病。

◆ 如何预防红眼病

红眼病既然是一种接触性传染病，我们就应该根据传染性疾病的特点加以预防。

▼患红眼病时的眼睛

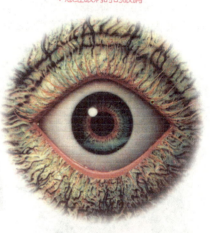

预防红眼病的关键是勤洗手，不要用脏手擦揉眼睛，这就要求我们有良好的个人卫生习惯，个人生活用品应专人专用，切不要混用，尤其是在发病期间，这一点就显得尤为重要；可用生理盐水清洗眼睛；也可预防性地使用含氯霉素的眼药水，以防止交叉感染。一旦发现身边有人患有红眼病，其他人就应特别注意防范，尤其要注意：不要接触被病人眼睛分泌物或泪水沾染过的物体，从而避免一人得病，全体感染的事情发生。

如果你得了红眼病

得了红眼病也不要过分紧张，一定要及时、积极、彻底地治疗，以免给眼睛带来更大的伤害，也避免将其传染给周围的亲人、朋友。

治疗时，可冲洗眼睛，在患眼分泌物较多时，遵照医嘱用适当的冲洗剂如生理盐水，冲洗结膜囊，并用消毒棉签擦净睑缘。也可对患眼点眼药水或涂眼药膏。如果是细菌性感染，一定要根据检查出的菌种选择最有效的抗生素眼药水滴眼。

尤其要注意的是，每次给眼睛点药前，一定要将分泌物擦洗干净，以提高疗效。当炎症控制后，为预防复发，仍需持续治疗一周左右，以改善充血状态，预防复发。

认识青光眼

青光眼就是眼球内的压力（眼压）超过了眼球内部组织，特别是视神经所能承受的限度，引起视神经萎缩和视野缺损，因瞳孔多少带有青绿色，故而得名。

引发青光眼的主要原因有以下几点。

◎近视或远视患者。

◎糖尿病、甲状腺病等内分泌疾病患者。

◎遗传因素。有青光眼家族史的人群

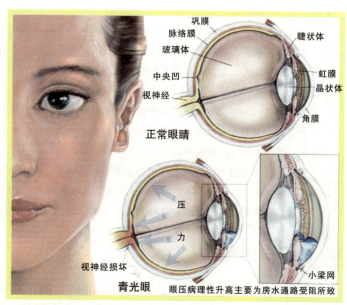

▲脉络膜可以让我们看东西更加清晰

患青光眼的概率比其他人高出十倍左右。

◎精神因素也是引发青光眼的一大原因。因此，工作压力大、生活无规律、情绪波动较大的人易患青光眼。

按发病的急缓，青光眼分为急性青光眼和慢性青光眼两类。

其中女性患急性充血性青光眼较多，它是一种眼内压增高且伴有角膜周围充血、瞳孔散大、视力急剧减退、头痛、恶心、呕吐等主要表现的眼病。慢性青光眼则表现出病程进展缓慢、眼压增高、典型视野缺损、视经盘凹陷及萎缩等，通常少有自觉症状。

青光眼如不及时治疗，视野可全部丧失甚至失明，是致盲的主要病种之一。如果你被诊断为青光眼，那么你比成千上万还不知道自己患有这种疾病的人幸运得多，因为你和你的眼科医生尚可共同努力，共同医治，而不致因病情恶化而失明。

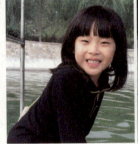
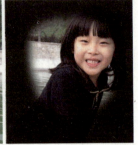

正常情况下的视野　　　　青光眼患者的视野

青光眼患者应注意的问题

患者一经确诊就应接受系统正规的治疗，最好能有固定的医院和医师。每天点药的次数和每次点药时间应完全遵照医嘱。要定期检查视力、视野、眼底变化和测试24小时眼压变化等。

心态要平稳，避免情绪波动过大。生气、焦虑会引起瞳孔散大、眼压增高等，从而使病情加重。因此，以乐观宽广的胸怀待人处事，保持良好的精神状态对青光眼患者非常重要。

饮食宜清淡，多食蔬菜水果，保持大便通畅。忌食能够引起眼压升高的辛辣、油腻的食物，以及酒、浓茶、咖啡等饮料。由于饮水量过大会引起眼压升高，因此一定要控制每日饮水的总量和一次饮水量。一般情况下一次饮水量不超过250毫升，一天总饮水量不超过2 000毫升。

注意起居，预防感冒；衣领要宽松；睡眠要充足，睡觉时枕头可稍高；不宜洗冷水澡。

慎重服药，禁用阿托品、东莨菪碱、颠茄、溴丙胺太林、甲氧氯普胺、地西泮及口服避孕药等，这些药物可使眼压升高。

切忌在黑暗处停留时间过长。因为在黑暗的环境中，瞳孔会扩大，使眼压升高。看电视时，应在室内点一盏小灯，使室内不至于太暗，且观看时间不宜过长。

适量参加体育锻炼，但不宜做那些过分弯腰、低头、屏气、负重的活动，以免使腹压增

● 认识白内障

白内障就是晶状体混浊造成的视觉障碍，但千万不要认为只有老年人才会得白内障，许多原因都可能造成白内障。白内障的形成，可从神奇晶状体的胚胎形成讲起。

胎儿时期，由干细胞形成的晶状体细胞有胞器，但这些胞器在发育早期便启动了自我摧毁程序，变成了中空但能续存的细胞，得以让可见光通过。成年时期，周期性形成的新细胞也会进行相同程序。但这种自我毁坏却也预示着严重的后果，即失去细胞核，合成新物质的遗传程序也就消失了，成熟的晶状体细胞便无法像其他细胞一样再生或自我修复。

修复损伤是生物系统最主要的优点。组成人类细胞的分子的半衰期通常是几分钟到数天；构成我们身体的所有分子在大约 6 个月的时间内有 90 % 会完全更新。然而，晶状体细胞的工作却必须终其一生。由于晶状体细胞缺乏修复机制，所以面对某些问题时便显得十分脆弱。

各种因素，如老化、遗传、代谢异常、外伤、辐射、中毒和局部营养障碍等都可引起晶状体细胞、晶状体囊损伤，使晶状体蛋白变性，形成混浊，导致各种类型白内障。

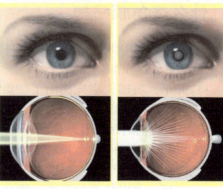

▲ 晶状体正常的眼睛　　▲ 出现白内障时的眼睛

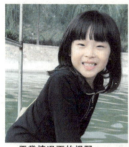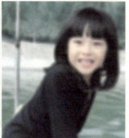

正常情况下的视野　　　白内障患者的视野

人年老后晶状体容易变黄，这是因为吸收蓝光、绿光的蛋白质逐渐累积，这些光无法到达视网膜，使晶状体呈现黄色或褐色，人所看到的世界便改变了。据了解，在 65 岁以上的人群中，约有半数的人有这种视线受阻的问题。

如何治疗白内障？

目前唯一的治疗方式是通过手术摘除晶状体，并置入人工移植物。尽管如此，很多病人还是会出现并发症，需要进行第二次手术。任何手术都是一种负担。如果能了解晶状体细胞是如何变成透明的、它们是如何维持状态的，以及晶状体是如何严密控制细胞自杀的，那么，人们不但可以保护自身视力、治愈白内障，还可以为治疗因细胞过度死亡等而导致的一些病症，如帕金森氏症、阿尔茨海默病、慢性感染（如艾滋病等）提供一些参考。

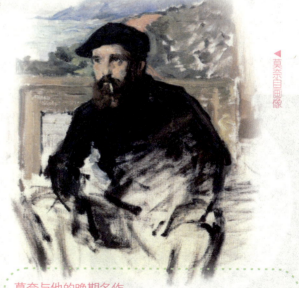

▲ 莫奈自画像

莫奈与他的晚期名作

法国印象派画家莫奈晚期的作品满是黄色、红色与褐色，那些印象派传世佳作并非出于他的刻意，而是白内障使他视线模糊、晶状体变黄而改变了颜色感知的缘故。

什么是角膜移植

角膜移植是指用健康眼球的角膜替换患病的部分或全部角膜，是器官和组织移植的重要组成部分。

1796年，英国人率先提出了"角膜移植"的设想，1824年，在鸡和兔眼上进行角膜移植实验，获得成功。1906年，德国人Zirm用因外伤摘除的眼角膜为一例石灰烧伤的角膜盲患者进行角膜移植，获得人类历史上首次同种异体角膜移植的成功。1931年，苏联人首创将在2℃~4℃保存的人尸体角膜作为供体的角膜移植，开创了尸体角膜应用的先河，为眼库的建立奠定了基础。

随着显微手术技术的飞跃发展和角膜保存技术的不断提高，加之角膜上没有血管，免疫学上处于相对的"赦免状态"，角膜移植成为器官移植中成功率最高的一种。

什么是色盲

如何才能感受到颜色是感官生理学中长期以来引起关注和争论的问题之一。近年来，应用现代分子生物学技术已分离和克隆了人的视色细胞与基因，成功克隆了人体内的视色素，从而证实和发展了三色觉学说。

有一些人分不清红色与绿色，还有极少数人看任何物体都是灰色，这些人就是患有色盲的人。色盲患

三色觉学说

1801年，英国著名生理学家和物理学家托马斯·杨（Thomas Yoang）根据他的研究设想了三色觉学说。

1850年，亥姆霍兹（Helmholtz）在他的基础上发展了三色觉学说。该学说根据所有颜色都可由三原色混合得来，认为视网膜上存在三种视锥细胞，分别含有不同的感光色素，三者的视觉敏感度曲线的极大值分别在红、绿、蓝处。当三种视锥细胞同时受刺激时，即形成白色感觉，其中一种单独受刺激则导致相应色觉，三种细胞受不同比例光的刺激，则引起不同的色觉。

者由于视锥细胞有部分缺失或是全部缺失，因此不能辨别与缺失视锥细胞有关的颜色。

常见的是红绿色盲，分不清红与绿。男性中约有8％患有这种色盲，女性则极少。这是因为色盲基因位于性染色体（X染色体）上的两对基因，即红色盲基因和绿色盲基因。由于这两对基因在X染色体上是紧密连锁的，因而常用一个基因符号来表示。红绿色盲的遗传方式是伴X染色体隐性遗传。因男性性染色体为XY，仅有一条X染色体，所以只需一个色盲基因就表现出色盲；而女性性染色体为XX，所以那一对控制

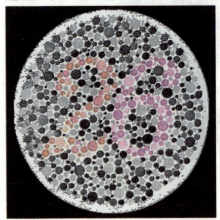

▲正常色觉的人看到的应该是26，如果你是红色盲，你看到的就只是6；如果你是绿色盲，你就只能看到2；如果你是全色盲，那在这个图形里面什么也看不到

色盲与否的等位基因，必须同时是隐性的才会表现出色盲。因此色盲患者中男性远多于女性。如果父亲是色盲，女儿的颜色视觉大多正常，在她身上色盲的基因并不显现（也就是隐性遗传），但当她自己生儿子时，就有可能把色盲遗传给儿子。目前人类医学上还没有找到比较好的治疗色盲的方法，但色盲一般不影响日常生活。

爱眼与饮食

眼睛的很多疾病都与饮食不当有关，合理的饮食对保护我们的视力也至关重要。

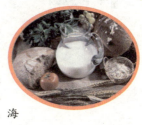

钙

钙与眼球的形成有关，青少年的眼球尚未定型，如钙缺乏，眼球巩膜的弹性就会降低，眼球伸长，有可能发展为轴性近视。所以青少年应注意多摄入含钙较多的食品，如虾米皮、海带、黄豆、芝麻酱、牛奶等。

铬

当人体铬的含量下降时，胰岛素的作用明显降低，铬的作用发生障碍，血浆渗透压上升，导致晶状体和房水渗透压的改变，使晶状体变凸、屈光度增加而造成近视。含铬较多的食物有粗面粉、粗加工糖、植物油、葡萄等。

维生素A

维生素A具有维持眼睛角膜正常，使角膜避免干燥、退化，以及增强在暗视野中视物能力的作用。

人体如缺乏维生素A，就会影响视紫红质的合成速度，人在暗视野中看不清东西，形成夜盲症。缺乏维生素A，还可使泪腺上皮细胞组织受损，分泌减少，进而引起干眼病。

适当补充维生素A可使人告别眼睛疲劳的困扰，但多吃无益，还有可能会造成维生素A中毒。

从食物中摄取营养素护眼，是比较安全且有效的做法，如胡萝卜、蛋黄、动物内脏、黄油等都是含维生素A较多的食物。

维生素A为脂溶性维生素，因此为提高其利用率，上述食物应采用煎、炸、炒的烹调方法。

维生素C

膳食中维生素C的摄入会影响晶状体的透明度。

新鲜水果和蔬菜中含有丰富的维生素C，如沙棘、刺梨、猕猴桃、酸枣、鲜枣、山楂、油菜、小白菜、香菜、西红柿、茼蒿、菠菜、卷心菜等。

蛋白质

蛋白质是构成眼球的重要成分。无论是青少年还是老年人，眼睛的正常功能、衰老组织的更新，都离不开蛋白质。如果蛋白质长期供应不足，就会使眼组织衰老、功能减退，甚至失明。所以，为保护眼睛的功能，饮食中应注意保证蛋白质的供给。

第2章

人体的"感音雷达"——耳

　　我们身处的这个奇妙世界，充满了各种各样的声音：从鸟儿的鸣啭到大自然的"细语"、从马路上的嘈杂声直至动听的交响乐……可谓声声入耳。想象一下，一个没有耳，只有声音的世界，那将只是各种机械振动的混杂交织，冰冷而生硬，毫无感情色彩可言。耳——这个小巧而精妙的器官，给这一切冷冰冰的物理现象，赋予人类最奇妙的感情。当你沉醉于贝多芬的《命运交响曲》或是杜普蕾的大提琴曲，或是小鸟清脆之余，别忘记感谢一下这个小小的、默默

耳与雷达

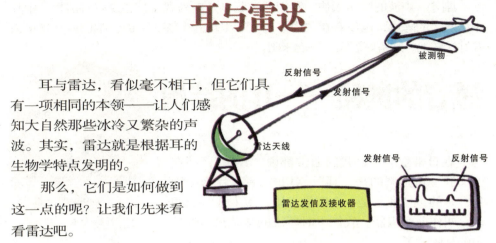

耳与雷达，看似毫不相干，但它们具有一项相同的本领——让人们感知大自然那些冰冷又繁杂的声波。其实，雷达就是根据耳的生物学特点发明的。

那么，它们是如何做到这一点的呢？让我们先来看看雷达吧。

▲雷达由发射机、发射天线、接收机、接收天线，以及显示器五个部分组成

雷达工作原理

雷达设备的发射机通过天线把电磁波能量射向空间某一方向，遇到处在此方向上的物体时，电磁波被反射；雷达天线接收此反射波，送至接收设备进行处理，提取有关该物体的某些信息（目标物体至雷达的距离、距离变化率或径向速度、方位、高度等）。

明确了雷达的工作原理，再让我们来看看我们的耳是怎么工作的。

耳的功能

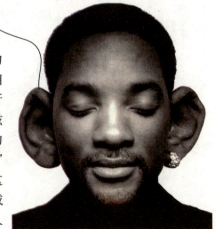

简单来说，我们的耳廓就像雷达大大的"锅盖"一样，是用来收集信息的，它就相当于我们"感音雷达系统"的接收天线，所不同的是，耳廓收集的是声波而不是电磁波；接着，收集到的声波便穿过一条狭窄的"巷道"——外耳道，来到了一个小"房间"——中耳（这相当于雷达的接收器）。在这里，声波信号被放大，并由空气振动的机械波转换为内耳淋巴液，流动的淋巴液到达人体"感音雷达系统"的显示系统——内耳。跟中耳那个小房间比起来，这里简直就是一座迷宫，所以，在医学上我们也称内耳为"迷路"。内耳将机械振动"翻译"成大脑读得懂的"电文"。至此，耳完成了自己的工作，将一封封"电文"通过大脑铺设到内耳的电缆——听神经，传送给大脑。

你看，我们的耳没有发射机，也不需要发射天线；耳所做的只是收集、传导、转换，以及翻译声波为"电文"。而分析"电文"内容这个工作是交给大脑来完成的。

刚才，声波的脚步太快，我们的游览只是走马观花，还没有看清楚"中耳小房间"的陈设，也没有在"内耳迷宫"里玩儿个够。下面，咱们就到耳里去好好转转吧。准备好了吗，一起来吧。

感音的奥秘——耳的结构

在日常生活中，我们通常都说"耳朵"，而在上文我一再强调的是"耳"，莫非二者有什么区别吗？是的，"耳"是一个医学术语，更专业一点的话，叫作前庭蜗器。我们平时所说的耳朵只是外耳中的耳廓罢了。

耳分为外耳、中耳和内耳三部分。

▲耳廓结构示意图

● 声波收集系统——外耳

外耳和中耳是声波的传导装置。外耳包括耳廓和外耳道。

◆ 耳廓

▶外耳示意图（右侧）

不同的人耳廓的形状差异不大，它就相当于我们"感音雷达系统"的接收天线。可不要小看了这个"天线"，它可比雷达的那个"大锅盖"精巧多了，这些看似随意的凸凹不平可是经过了百万年的进化保留下来的，它保证我们可以收集到尽可能多的声波。而且，耳廓还可以帮助判断声源的方向。

耳廓
外耳道
鼓膜

将手做杯状放在耳后，就很容易理解耳廓的作用了，因为手比耳廓大，能收集到更多的声音，所以这时你所听到的声音会更响。

为什么有的人耳朵会动呢？

其实，很多动物的耳朵不但会动，而且比人的耳朵要灵活得多。这是为什么呢？这是由于动物的生存空间到处充满了威胁，这就要求它们必须具备精确的感官才能有效地避免被捕食。所以，许多动物便通过耳朵的灵活转动以帮助其精确地捕捉自然界的每一个风吹草动，判断声源的方向。它们牵动耳廓转动的肌肉不但在严苛的自然选择中得以保留，并且被不断强化。而人，由于已逐渐处于自然界食物链的顶端，生存威胁日益减少，耳廓的运动能力便日渐退化。有些人仍然保留了轻微的耳廓运动能力，但也只是进化的遗迹罢了。

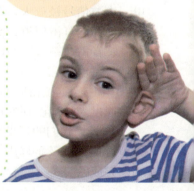

耳屎是废物吗?

耳屎的学名是"耵聍",它是外耳道皮肤中的耵聍腺分泌的一种黏稠液体,味苦,含有油、硬脂、脂肪酸、蛋白质和黄色素,还有少量的水、白垩,以及钾、钠等微量元素。

耳屎能阻挡外界的尘埃。耳屎和耳内的细毛还能防止昆虫等微小物体对耳朵的侵害。偶然闯进来的小虫碰上密草草的细毛,被挡住去路;当小虫尝到耳屎的苦味后,也会"知难而退"。

富含油脂的耳屎能使耳道,以及耳道深处的鼓膜保持一定的温度和湿度,使鼓膜经常处于最佳运动状态。

富含脂肪酸的耳屎在耳道皮肤表面形成一层酸膜,使外耳道处于酸性环境,具有轻度杀菌作用;还能使耳道空腔稍稍变窄,对传入的声波起到滤波和缓冲作用,使鼓膜不至于被强声震伤。

所以,耳屎绝不是废物,千万不要频繁地挖耳朵!

但是,当某些原因造成耵聍腺分泌过于旺盛或排出受阻的时候,耳屎常常堆积于外耳道内,久之干结成块,我们叫它"耵聍栓塞"。另外,当外耳道皮肤受到炎症刺激时,耳屎还会脱落而堆积于外耳道内,成为表皮栓。这时,你就要想办法把它们取出来了。一定要记住,不论怎么取,都要注意不要弄破外耳道皮肤,以防感染,最好的办法还是去医院求助医生。

另外,不知道你小的时候是不是被大人告知:不要吃耳屎,吃了耳屎,会变成哑巴。呵呵,现在你也知道了,耳屎没有毒,只是味道不太好。

◇外耳道

外耳道的一端开口于耳廓,另一端终止于鼓膜,类似于连接天线与接收设备的线路。它就像一个共鸣腔,是声波传导的通路,可使声音在由外耳道传到鼓膜时强度增加约 10 倍。但这被放大了的声音通常并不会对外耳道以内的中耳或鼓膜等重要器官造成伤害,这主要是由外耳道的生物学结构决定的。

◉声波传导系统——中耳

中耳由不规则的含气空腔组成,包括鼓室、咽鼓管、鼓窦和乳突四部分。

◇鼓室

鼓室就是我们在"耳与雷达"中提到的那个小"房间"。这个小"房间"的"门"是

鼓膜呈卵圆形,其中心向内凹陷,像个肚脐一样,称鼓膜脐,为锤骨柄末端附着处。由鼓膜脐沿锤骨柄向上,有锤骨前襞和锤骨后襞。在两个皱襞之间,鼓膜上 1/4 的三角形区为淡红色,薄而松弛;鼓膜的下 3/4 为灰白色,坚实而紧张。其前下方有一个三角形反光区称光锥。当声波到来时,张紧的鼓膜便附着着声波的频率嗡嗡振动,犹如敲门一般。

一个椭圆形半透明的薄膜——鼓膜。

声波虽然敲了"门",但这扇"门"是不会如期打开的。那么,让我们悄悄绕到"门"的后面,看看里面究竟发生了什么……

哦,原来这个小房间里隐藏着一套精密的设备。为了方便我们的这次探秘,让我们先查看一下周围的环境。

现在,我们是从右边的耳朵(记住是右边)进入,走过一条幽深的"巷道"(外耳道),穿过小"房间"(鼓室)的"门"(鼓膜),正站在"门"的后边……

在"房间"的中间,最显眼的是一个复杂的"机械装置"——听小骨,听小骨由三

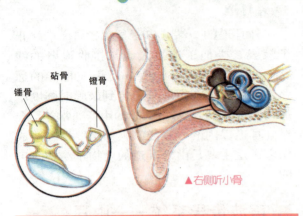

砧骨　镫骨

锤骨

▲右侧听小骨

成人的外耳道长 2.5 厘米至 3.5 厘米，约呈 "S" 状弯曲，可使异物很难直入鼓膜。另外，外耳道内的耳毛和耳道分泌的耵聍（耳屎）也能阻止进入耳道的小物体触及鼓膜，并可调节鼓膜及中耳的环境，保持耳道温暖湿润，从而降低外界不利因素对中耳和鼓膜的伤害。这小小的弯曲结构实在是太精妙了！

块小骨连接成链，即听骨链，这三块小骨的名字非常有趣：锤骨、砧骨、镫骨。锤骨就好像一个捣药用的锤子，砧骨就像是一个古代洗衣服用的捣衣石，而镫骨则像一个马镫。它们依靠韧带彼此连接并悬吊在"房间"的顶上，锤骨柄的一端连在鼓膜上，而镫骨底的一端则紧紧扣在对面"墙壁"的一个"小窗子"上，组成了一个精巧的杠杆系统，每当声波"敲门"，鼓膜的振动便会引起听骨链的摆动，镫骨底就随着声波的频率不断拍打对面的"窗子"。

再向前看去，对面的墙壁（鼓室的内侧壁）上开了"两扇窗子"，一个叫作前庭窗，另一个叫作蜗窗。前庭窗被前面提到的镫骨底紧紧扣住，蜗窗在前庭窗的下面，由一个膜封闭，当鼓膜穿孔时，这个膜可以直接感受声波的振动。所以，医学上称其为第二鼓膜。

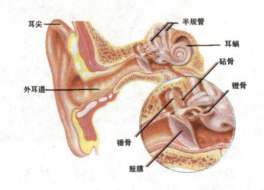

耳尖　　　　　　　　　半规管

外耳道　　　　　　　　　耳蜗

　　　　　　　　　　砧骨

　　　　　　　　　镫骨

锤骨

鼓膜

▲鼓室（右耳）

咽鼓管

在我们的右手边（还记得我前面提醒你，我们是从右边的耳朵进来吗？）是鼓室的前壁，趴在前壁上仔细听，一定会听到"轰隆轰隆"的声音，那就是我们的颈内动脉在"川流不息"。咦，这面墙的下面怎么还有个"老鼠洞"啊？不要惊慌，这就是大名鼎鼎的咽鼓管——鼓室重要的"通风口"。鼓室通过它与鼻咽部连通，平时鼻咽部的开口常处于闭合状态，在我们打呵欠或是吞咽的时候，便会开放，使鼓室与外界大气压保持平衡，借以维持鼓膜的正常位置、形态及振动性能。

在它的上方是鼓膜张肌半管，鼓膜张肌从中穿出，止于锤骨，收缩时可拉紧鼓膜。

半规管

耳前庭 } 前庭器

颞骨

前庭神经
蜗神经 } 前庭蜗神经

耳蜗

蜗窗

圆窗

鼓膜

听小骨

咽鼓管

外耳道

耳轮

耳廓

耳屏

耳垂

| 外耳 | 中耳 | 内耳 |

前庭蜗器概观（右耳）

什么叫中耳炎？

顾名思义，中耳炎就是中耳发炎。中耳炎包括了一大类不同的疾病。

咽鼓管，这个鼓室的"通风口"有的时候反而成了病菌的入口。

感冒后咽部、鼻部的炎症向咽鼓管蔓延，咽鼓管咽口及管腔黏膜出现充血、肿胀，纤毛运动发生障碍，致病菌乘虚侵入中耳，引起中耳炎。常见的致病菌主要是肺炎球菌、流感嗜血杆菌等，因此预防感冒就能减少中耳炎发病的机会。

另外，擤鼻涕方法不正确也会导致中耳炎。有的人擤鼻涕时往往用手指捏住两侧鼻翼，用力将鼻涕擤出。其实，这样不但不能完全擤出鼻涕而且很危险：鼻涕中含有大量病毒和细菌，如果两侧鼻孔都被捏住，则压力便会迫使鼻涕向鼻后孔挤出，到达咽鼓管引发中耳炎。

所以，擤鼻涕也要用正确的方法：用手指按住一侧鼻孔，稍用力向外擤出对侧鼻孔的鼻涕。若鼻塞鼻涕不易擤出时，可先用氯麻滴鼻液滴鼻，待鼻腔通气后再擤。

另外，游泳时应避免将水咽入口中，以免水通过鼻咽部进入中耳，引发中耳炎。

外伤所致的鼓膜穿孔禁止滴任何水样液体，以免影响创口的愈合，可用消毒棉球堵塞外耳道以免感染，诱发中耳炎。

鼓窦

鼓窦为鼓室后上方的含气空腔，在人出生时已存在。它的外壁为乳突皮层，相当于外耳道后上三角区。

乳突

在我们左手边，也就是鼓室的后壁，是一个鼓室的小"套间"，里面被分隔成许多小隔间，我们称其为乳突，它的作用类似于小提琴的共鸣腔。在"套间"入口的下方，有一个小小的凸起，我们称其为椎隆起，里面藏了另一条调控听骨链的肌肉——镫骨肌。其连接于镫骨，收缩时可以使镫骨底离开前庭窗，并解除鼓膜的紧张状态，与鼓膜张肌一起调控听骨链的状态。

我们的头上是鼓室"天花板"。它将大脑与鼓室隔开，脚下则是"川流不息"的颈静脉，有时，这里只有黏膜和纤维结缔组织分隔，所以走在这里一定要小心，以免踩坏颈静脉。

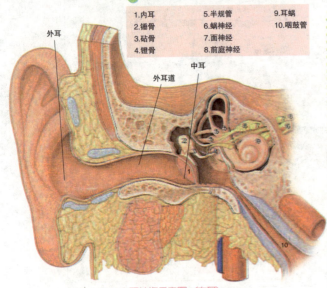

1.内耳	5.半规管	9.耳蜗
2.锤骨	6.蜗神经	10.咽鼓管
3.砧骨	7.面神经	
4.镫骨	8.前庭神经	

外耳

外耳道

中耳

▲内耳结构示意图（右耳）

声波翻译系统——内耳

前庭器官——平衡调节器

前庭器官中的椭圆囊和球囊内都有感觉上皮，分别称为椭圆囊斑和球囊斑，而半规管连接于前庭的部分膨大，分别称为骨壶腹和膜壶腹，膜壶腹上有隆起的壶腹嵴。

椭圆囊斑、球囊斑及壶腹嵴都是位置觉感受器，其中椭圆囊和球囊主要感受直线加速运动，半规管、壶腹嵴主要感受旋转加速运动。

前庭器官内的感受器也称毛细胞，通常，机体的运动状态和头部在空间位置的改变都能以特定方式改变毛细胞的倒向，使相应的神经纤维的冲动发放频率发生改变，这些信息传到中枢，便引起了运动觉和位置觉，以利于机体的定向和维持身体的平衡。

内耳又称迷路，是听觉和位置觉感受器的主要部分，分骨迷路和膜迷路两部分，二者形状相似，膜迷路位于骨迷路内。

刚才我们讲到听骨链随着声波的频率不断拍打着前庭窗，那么前庭窗后面又发生了什么呢？

穿过前庭窗，我们来到了一个充满了液体的"迷宫"——内耳迷路。这个"迷宫"是一个两层套在一起的结构，外面的一层由骨质构成，我们称之为骨迷路；里面的一层是一个膜性管腔，我们称之为膜迷路。骨迷路和膜

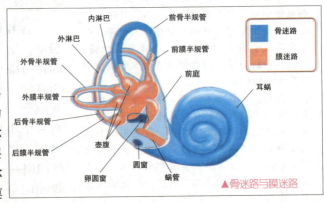

▲骨迷路与膜迷路

迷路之间的液体我们把它叫作外淋巴液，而膜迷路管腔内的液体我们叫它内淋巴液。而内、外淋巴是互不相通的。

为了不在这个"双层迷宫"里迷路，我们把它分成三部分来探索。

我们穿过前庭窗，到达迷宫的入口，进入外层迷宫骨迷路的中间部分，这里叫作前庭——"迷宫"的前部庭院。前庭里有椭圆囊隐窝和球囊隐窝，椭圆囊和球囊就安静地躺在这里，随着外淋巴荡漾。

在我们的左手边（还记得我们是从右耳朵进来的吧），有五条幽深的通道，不过，不必担心，无论你从哪一个通道进去，都会从另一个通道走出来，因为

这是三个半环形的骨管，开口于前庭。我们称它们为骨半规管，里面套着同样形状的膜半规管。

椭圆囊、球囊和三个半规管跟我们的听力没有什么关系，它们都是前庭器官，可以帮助人们保持平衡。

现在来看看我们的右手边，这里安静地伏着一只小小的"蜗牛"——耳蜗，它是真正的声波翻译系统。耳蜗同样由骨迷路和膜迷路套在一起的结构组成。骨迷路由一条骨质的蜗螺旋管围绕一锥形的蜗轴旋转 2.5 圈至 2.75 圈构成。为了更好地理解这只"蜗牛"是怎样把声波翻译成"电文"的，我们把它沿着蜗轴纵向剖开，看一看里面到底是什么样子。

在蜗管的中间由蜗轴伸出一条骨螺旋板，与螺旋膜共同将蜗管分隔成上、下两部分，在上面的部分，又从蜗轴斜行伸出一条前庭膜，这样，蜗管就被分隔成三个管道：前庭阶、蜗管和鼓阶，里面充满淋巴液。螺旋膜上有能够进行声波翻译的关键结构——螺旋器（也称柯蒂器），螺旋器由内、外毛细胞及支持细胞等组成，毛细胞上面有盖膜，每个毛细胞的顶部表面都有上百条排列整齐的听毛，底部有丰富的听神经末梢，可将声音通过内耳道传送至大脑听觉中枢，就好像大脑铺设到内耳的电缆系统一般。

当声波振动通过听骨链到达前庭窗膜时，压力变化立即传给耳蜗内的液体和膜性结构，形成振动，但我们的大脑并不能直接读懂这种振动。这种振动促使盖膜与螺旋膜各自沿着不同的轴上下移动，于是两膜之间便发生交错的移行运动，使听毛受到剪切力的作用而弯曲，从而引起毛细胞兴奋，并将机械能转变为生物电，将声波的振动翻译成大脑能读懂的电信号，通过毛细胞底部丰富的神经末梢传送给大脑进行分析。

如此复杂的过程竟是在一瞬间完成的。我们真是不能不被自己的身体结构的巧妙所折服啊！

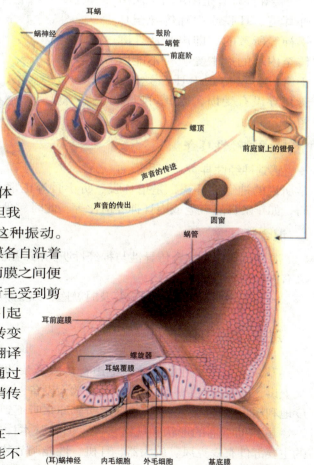

▲耳蜗结构剖面示意图

爱护我们的耳朵

耳聋是怎样造成的

声音是通过气传导（声波经外耳道引起鼓膜振动，再经听骨链和前庭窗膜进入耳蜗）和骨传导（声波引起颅骨振动，再引起耳蜗内淋巴的振动）两种途径传入内耳的。正常情况下以气传导为主。

根据听觉系统所受影响的性质、原因和病位，可以将耳聋分为以下三大类。

传导性耳聋

传导性耳聋是由声音无法由外耳道、耳膜或中耳传导至耳蜗神经所致的，即声音从耳廓传至内耳的途中受阻，不能以正常的音量传到内耳。这时，骨传导没有受损，因此可以保留部分听力。

感觉神经性耳聋

感觉神经性耳聋，即我们通常所说的神经性耳聋，是指耳膜、听小骨等正常，而内耳的传导神经发生障碍，如年龄自然衰老或内耳神经退化等。此时，骨传导和气传导同样受损。

混合性耳聋

混合性耳聋由综合传导性与神经性听力障碍混合而成，是既有传导性耳聋又有神经性耳聋的总称。

一旦发生听力障碍，一定要及时就医，以免病情加重而给生活带来不便。

助听器和电子耳

从广义上讲，凡能有效地把声音传入耳朵的装置都可称为助听器；从狭义上讲，助听器就是一种小型的电声放大设备，通过它可将声音放大，最大限度地利用听障者的残余听力，使之听到原来听不到或听不清的声音。

虽然助听器的形状和规格多样，但其基本构造和原理是相同的。助听器的主要部件有麦克风、放大器、耳机、性能调节装置与电源。生活环境中的各种声音通过麦克风传入助听器，并被转换为电信号，电信号又经过放大器处理

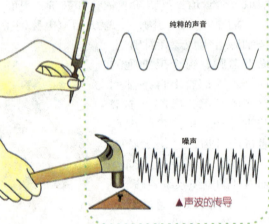

我们的耳朵是如何分辨音调的？

当声波传入内耳时，淋巴的振动从螺旋膜的底部开始向耳蜗的顶部传播。由于传入耳的声波频率不同，每一种振动频率在螺旋膜上都有一个特定的传播范围和最大振幅区，与该区域有关的毛细胞和听神经纤维相应地受到最大的刺激，于是，来自螺旋膜不同区域的听神经纤维冲动传到听觉中枢的不同部位，就引起了人对不同音调的感受。

纯粹的声音

噪声

▲声波的传导

放大，由音量控制器来调节音量，声音经放大后被传到接收器（耳机），耳机像个喇叭，把电信号再转换成声音信号，声音信号又通过助听器耳模内的管道传输到耳道内。

▼几种常见的助听器

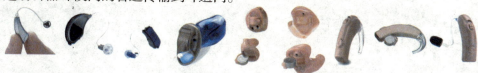

但需要强调的是，任何一种助听器都不能使已受损的听觉系统恢复正常。助听器只是把声音扩大，使患者易于听到。

电子耳即电子耳蜗，是通过手术被植入耳内的，其可将声音信号转换为电信号发射，然后刺激大脑，使患者可以听见声音。

极重度感音性听力障碍（双耳听力均超过90分贝）或者是全聋的病人如无法经由助听器听清外界声音，则可考虑装置电子耳。

如需植入电子耳，除听障的程度以及年龄的限制外，还要考虑如下几个因素：

◎内耳发育的程度

发育太差的内耳并不适合接受电子耳植入术。一般认为，至少有一圈半的耳蜗发育，才较适合接受电子耳植入。但是临床上仍然发现部分耳蜗发育极差的病患，在接受电子植入术之后，可有非常好的语言分辨能力。

◎听觉神经的实际状况

听觉神经没有发育、患听神经瘤的病患，听神经被切断或者切除的病患，无法经由人工电子耳得到帮助。

◎其他主客观条件

患者本身是否有强烈的听力复健动机，身边的亲朋好友能否帮助患者从事日常生活的语言训练，这对于患者接受电子耳植入手术后听力能否复健同样至关重要。

电子耳的结构

人工电子耳由体外部分和体内部分构成。体外的麦克风接收外界的声音，将此声音传到语音处理器，语音处理器将此外界的声音分解，并将此分解后的语音信息经由感应线圈传到体内部分。体内的接受/刺激器来接收体外感应线圈传来的信号，再将此信号经由电极线传到内耳耳蜗里面，直接刺激听觉神经末端。

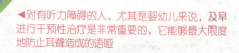

◀对有听力障碍的人，尤其是婴幼儿来说，及早进行干预性治疗是非常重要的，它能够最大限度地防止耳聋造成的语哑

第3章

人体的"空气过滤器"——鼻

　　讲到鼻子，读者一定会想到它奇特的嗅觉功能。可是你知道吗？人类的嗅觉功能早已退化了。

　　鼻作为呼吸时空气进入的门户，它能净化吸入的空气并调节其温度和湿度，是呼吸系统的重要成员，为人类舒适地呼吸提供保障。在空气污染日益严重的今天，兢兢业业工作的鼻子更为重要。鼻还有辅助发音、清除空气微生物、神经反射的功能。

　　此外，鼻子处于五官的中心，它的外表，也影响一个人的形象和心情。

　　怎么样？小小的鼻子还是很重要的！那就让我们走进鼻子，了解它奇特的结构，认识它完成生理功能的过程，并好好地爱护它。

鼻的结构和功能

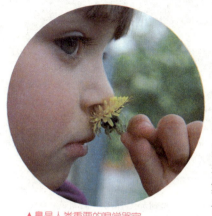

▲鼻是人类重要的嗅觉器官

我们平常所说的鼻子，只是解剖学术语中的外鼻，鼻的结构还包括鼻腔和鼻窦。鼻的结构细微而复杂，总的来说就像一套两厅多室的房子，房子的长厅——鼻腔为呼吸时空气进出的通道，周围通过"门道"——鼻窦孔与各个"房间"——鼻窦相通。下面就让我们参观一下这奇特的"房间"吧。

● 鼻腔遮风挡雨的顶架—— 外鼻

外鼻是指凸出于颜面中央、形如三棱锥体的部分，是"房间"门庭的框架，由骨、软骨及外覆的皮肤构成，为鼻腔搭建起了遮风挡雨的"顶架"。

外鼻最上部位于两眼之间，较窄，叫鼻根；下端高凸的部分叫鼻尖；鼻尖两侧向外方膨隆的部分叫鼻翼；中央的隆起部分叫鼻梁；鼻梁两侧为鼻背。支撑着整个"房间:的"梁柱"就是鼻骨。鼻骨左右成对，中线相接，其上部窄厚，下部宽薄，很容易因外伤而发生骨折，由于鼻内血管丰富，骨折复位后易愈合。若骨折严重、骨折后医治不及时或方法不当，甚至会产生鞍鼻。

"房子"的外面看完了，下面让我们走进"大厅"看看吧。

● 鼻内的"大厅"——鼻腔

这个"大厅"的结构很不简单，它是一个顶狭底宽、前后径大于左右两侧距离不规则的狭长腔隙，其内"沟壑"（鼻道和隐窝）纵横，由骨性鼻腔、软骨、表面的黏膜和皮肤构成，前起于前鼻孔，后止于后鼻孔通鼻咽部。鼻腔被鼻中隔分为左、右两腔，前方经鼻孔通外界，后方经后鼻孔通咽腔。每侧鼻腔又有鼻前庭和固有鼻腔两个部分。

鼻尖和鼻翼处的皮肤较厚，富含皮脂腺和汗腺，与深部皮下组织和软骨膜连接紧密，容易发生疖肿。因此，当这一部分发炎时，局部肿胀压迫神经末梢，可引起较剧烈的疼痛。

◆ 鼻前庭

由鼻孔往里走，最先到达的是鼻前庭。它是鼻翼所围成的空间，内面衬以皮肤，生有鼻毛。鼻前庭的前部相当于鼻尖的内角，有一向外膨隆出的隐窝，称为鼻前庭隐窝，常为疖肿、痤疮的好发之处。

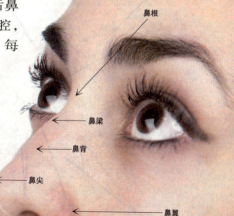

鼻根

鼻梁

鼻背

鼻尖

鼻翼

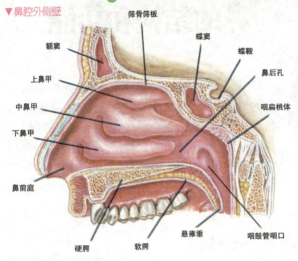

▼鼻腔外侧壁

额窦
上鼻甲
中鼻甲
下鼻甲
鼻前庭
硬腭
软腭
悬雍垂
筛骨筛板
蝶窦
蝶鞍
鼻后孔
咽扁桃体
咽鼓管咽口

鼻腔是怎样给冷空气加温的?

鼻腔呼吸区黏膜面积较大,黏膜下有丰富的毛细血管,而且,鼻道也增大了黏膜与空气的接触面积。当冷空气进入鼻腔后,鼻甲(鼻腔外侧壁上三个凸出的、呈阶梯状排列的、略呈贝壳形的长条骨片外覆黏膜,称鼻甲,由上而下依次叫上鼻甲、中鼻甲和下鼻甲)和鼻道黏膜下血管像暖气片一样对其起到加温作用。据测试:0 ℃的冷空气经鼻、咽进入肺部,温度可升至36 ℃,与人体正常体温基本接近,可见鼻腔对冷空气具有明显的加温作用。

通常,生活在寒冷地带的人比生活在温暖地带的人鼻子高挺,爬也是一种适应性的进化现象,较长的鼻道能够更好地加温冷空气,从而减少过冷的空气给人体带来伤害。

◈ 固有鼻腔

在门庭的后面,有一对"门孔"——鼻阈通向"大厅"——固有鼻腔,其后借鼻后孔通向咽喉。固有鼻腔由骨和软骨覆以黏膜而成,其内壁为鼻中隔。鼻中隔由骨性鼻中隔和鼻中隔软骨构成,前下部的黏膜内有丰富的血管汇聚吻合丛,称利特尔区或克氏静脉丛。约90 %的鼻出血(鼻衄)发生于此,临床上又将这一区域叫作易出血区。

◈ 鼻腔黏膜

"大厅"的"内面装饰"就是鼻腔黏膜,按其性质可分为嗅区黏膜和呼吸区黏膜。

嗅区黏膜呈淡黄色或苍白色,内含嗅细胞,能感受气味的刺激;呼吸区黏膜呈粉红色,内含丰富的毛细血管和黏液腺,上皮有纤毛,能分泌大量的黏液和浆液,可净化空气并提高吸入空气的温度和湿度。

此外,鼻腔黏膜还分布着各种神经,特别是在嗅区黏膜处,嗅神经的胞体嗅细胞中枢突汇集成大量嗅丝,通过筛板筛孔进入颅内。因此,如果嗅区黏膜受损或继发感染,微生物便会沿嗅神经进入颅内,引起颅内感染并发症。

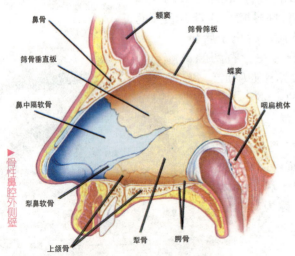

▼骨性鼻腔外侧壁

鼻骨
筛骨垂直板
鼻中隔软骨
犁鼻软骨
上颌骨
犁骨
腭骨
额窦
筛骨筛板
蝶窦
咽扁桃体

鼻内的小"房间"——鼻窦

鼻窦是鼻腔周围颅面骨内含气的规则空腔，又称鼻旁窦。

鼻窦一般左右成对，共四对，为上颌窦、筛窦、额窦和蝶窦。窦的大小和形态各有不同，常有发育变异。鼻窦由骨性鼻窦表面衬以黏膜构成，鼻窦黏膜通过各窦开口与鼻腔黏膜相接。因此，鼻腔炎症可引起鼻窦发炎。

人类的房子有很多小房间自然是为了方便人类居住，而我们的鼻窦有什么作用呢？

鼻窦的黏膜与鼻腔的黏膜是相接的，所以鼻窦也有增加吸入鼻腔空气的温度及湿度、增强声音共鸣作用；此外，鼻窦的这种腔隙结构在减轻头颅重量等方面起着一定的作用。如果各个"小房间"里真充满了骨性物质，我们就真的要头重脚轻了。

①额窦	⑥鼻中隔	⑪鼻泪管
②筛窦	⑦下鼻甲	⑫蝶窦
③上鼻甲	⑧舌骨	⑬蝶窦隐窝
④中鼻甲	⑨甲状舌骨膜	
⑤上颌窦	⑩甲状软骨	

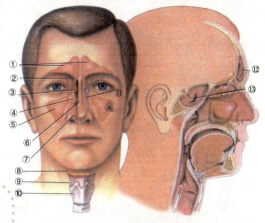

为什么鼻窦的疾病会引发多部位的不适？

上颌窦

由于上颌窦的顶壁与眼球是通过薄薄的骨板及黏膜相通的，因此眼睛的疾病和上颌窦的疾病可相互影响。

另外，上颌窦的前壁中央处有一薄且略凹陷的"尖牙窝"，其上方有眶下孔，为眶下神经及血管通过之处。这也是我们做眼保健操时按摩的地方。

上颌窦的后外壁与翼腭窝相隔，当上颌窦出现肿瘤时，会破坏后外壁并侵入翼内肌，导致张口困难。

筛窦

由于筛窦顶壁为颅前窝底部，底壁前部是上颌窦上壁的内侧缘，后部是腭骨的眶突。其外壁薄如纸，为眶内侧壁的"纸样板"，因此筛窦或眼眶炎症可相互感染。

蝶窦

额窦的前壁为额骨外板，坚厚而内含骨髓，后壁为额骨内板，较薄，与额叶硬脑膜相邻，有血管穿过此壁入硬脑膜下腔，故额窦感染可经此引起颅内并发症。底壁为眶顶及前组筛窦之顶壁，骨质甚薄，额窦囊肿，会破坏此壁，使眼球向外、向下方移位。

蝶窦

蝶窦位于蝶骨体内，左右各一，均各通过其前壁的孔开口于蝶筛隐窝，与后组筛窦一起构成后组鼻窦。

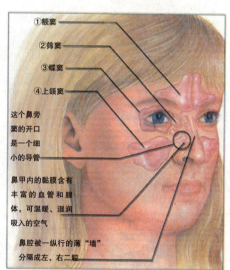

①额窦　②筛窦　③蝶窦　④上颌窦

这个鼻旁窦的开口是一个细小的导管

鼻甲内的黏膜含有丰富的血管和腺体，可温暖、湿润吸入的空气

鼻腔被一纵行的薄"墙"分隔成左、右二腔

①额窦：位于额骨内，出生时尚未形成，一般至3岁开始发育，成年后才发育完成，但其大小、形状极不一致

②筛窦：位于鼻腔外上方和眼眶内侧壁之间的筛骨内，呈蜂房状小气房，每侧十个左右，大小、排列及伸展范围极不规则，两侧常不对称，故又有"筛迷路"之称

③蝶窦：位于蝶骨体内，一般3岁时出现，成年发育完成，形状大小不一，由蝶窦中隔分为左、右两侧，两侧常不对称

④上颌窦：鼻窦中的最大者，在上颌骨体内，容积15毫升至30毫升，形似横置的锥体。15岁时，上颌窦的大小已几乎与成人相同

鼻的功能

在"参观"鼻的奇特结构时，我们已经提到了鼻的一些功能。现在我们来系统地看一下鼻的生理功能。

美容功能

外鼻位于面部的中心位置，它轮廓的高低、形状、有无畸形等因素，直接影响人的面貌，进而影响一个人的情绪和性格。

◀嗅觉是由物体发散于空气中的物质微粒作用于鼻腔上的感受细胞而引起的

吸入空气

胸膜腔

横膈

呼吸功能

一般的人只知道鼻子能呼吸空气，其实鼻子还有很多与呼吸有关的功能，如生理性的鼻周期，鼻腔的除尘清洁作用；鼻腔的温度调节作用；鼻腔的加湿作用。

嗅觉功能

鼻子可以闻到气味，这是大家再熟悉不过的。人类的嗅觉较远古时代已大大退化了，这可从人的鼻子的胚胎发育过程中看出来，动物的嗅觉远比人类发达，但嗅觉仍是人们的重要感觉器官之一。

嗅觉是怎样产生的？

古人云：入芝兰之室，久而不闻其香；入鲍鱼之肆，久而不闻其臭。这就是说，当我们长时间地停留在某一具有特殊气味的地方后，对其中的气味就会完全适应而无所感觉，这种现象叫作嗅觉器官适应。这是鼻黏膜的嗅觉细胞及中枢神经系统指挥控制所致。那么，嗅觉究竟是如何产生的呢？

嗅觉是由物体发散于空气中的物质微粒作用于鼻腔上的感受细胞而引起的。嗅觉的刺激物必须是气体物质，只有挥发性有味物质的分子，才能成为嗅觉细胞的刺激物。

在鼻腔上鼻道内有嗅上皮，嗅上皮中的嗅细胞是嗅觉器官的外周感受器。嗅细胞的黏膜表面带有纤毛，可以同有气味的物质相接触。

但是，嗅细胞所处的位置不是呼吸气体流通的通路，而是被鼻甲的隆起掩护着。带有气味的空气只能以回旋式气流的形式接触到嗅觉感受器，所以慢性鼻炎引起的鼻甲肥厚常会影响气流接触嗅觉感受器，造成嗅觉功能障碍。我们想闻到某种香味时便用力吸气，这样香味形成的气流和位于鼻道顶区的嗅觉感受器就会充分接触。当然，我们在碰到不喜欢的气味时，便会捂住鼻子。

分泌功能

鼻腔内黏膜腺体十分丰富，嗅区黏膜有嗅腺，分泌出的浆液性液体，可溶解气流中所含的气味物质微粒，以利其接触与刺激嗅上皮，产生嗅觉；呼吸区黏膜有杯状细胞、浆液腺、黏液腺和混合型腺体，杯状细胞排出的黏液有助于黏液毯的形成和维护纤毛的正常生理功能。

反射功能

由于鼻腔内神经分布丰富，鼻黏膜受到刺激时，便会引起心血管和呼吸系统的反应。反应的程度取决于刺激的强度，反应的范围从打喷嚏到呼吸、心跳停止。鼻腔的反射有多种，包括喷嚏反射、鼻睫反射、冷热反射、鼻心及鼻肺反射。

共鸣功能

鼻腔在发声时起共鸣作用。鼻音为语音形成的一部分，鼻音程度的高低直接关系到语音质量的好坏。当发生鼻炎、鼻息肉、鼻肿瘤等疾病时，即会严重影响鼻腔的共鸣作用，甚至使这一功能丧失，导致语音的改变。

吸收功能

人类鼻腔黏膜表面积约为 150 平方厘米，呼吸区黏膜表层上皮细胞均有许多微绒毛，当向鼻内滴用药物时，可增加药物吸收的有效面积。而且，鼻黏膜内有丰富的毛细血管、静脉窦等，它们交织成网，可使吸收的药物迅速进入血液循环，以提高鼻腔用药的利用率。因此，对某些口服无效、必须静脉或肌内注射的药物，就可采用鼻内给药的方法，以方便病人。

免疫功能

鼻黏膜是局部黏膜免疫系统的重要组成部分，其内发现的免疫活性成分，在上呼吸道黏膜防御方面起着重要作用。

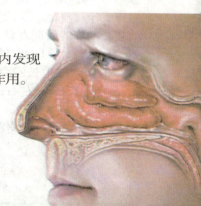

▶鼻除以上功能外，还有排泄泪液的功能。鼻泪管是泪囊下方的延续部分，开口于下鼻道，泪液可自泪囊排入鼻腔。当眼睑张开时，眼轮匝肌即可挤压泪囊，同时位于下鼻道外侧壁前部的鼻泪管口张开，加上吸气时鼻腔负压的轻微抽吸作用，遂促使泪液向下排入鼻腔。所以人在哭泣时，往往会觉得鼻子酸酸的

正确使用我们的鼻子

青少年慎做隆鼻术

随着青春期的到来，少男少女的生理、心理都会发生一系列变化，他们比以往任何时候都更加关注自己的容貌。有些爱美心切者，甚至"勇敢地"选择了整容。隆鼻术就是那些对自己鼻梁高度颇为不满的人常选的手段之一。

但是，医学美容专家提出忠告：隆鼻术，青少年不宜！

在人的生长发育过程中，儿童时期由于鼻背及鼻根部的骨骼尚未完全发育好，所以外观看起来鼻梁低平，两眼的间距宽，鼻孔轻微上仰，有的甚至呈"朝天状"，但这不是畸形。

进入青春发育期，受激素分泌的影响，全身各系统发育比较迅速，青少年几年内便会呈现"大人样"。但这一阶段面部的发育相对迟缓。因此，青少年尽管个子很高，但仍是"娃娃脸"，所以"低鼻梁"的状态仍会持续一段时间。

等到青春期之后，随着身体的日趋成熟，面部也会基本"定型"，这时，许多人的鼻梁会逐渐隆起。如果青少年过早地做了隆鼻术，植入的人工鼻梁假体就会影响鼻的后期发育，反而会弄巧成拙。

那么，什么时候才适合做隆鼻美容术呢？

根据人群生长发育调查资料，男孩在 20 岁左右，女孩在 18 岁左右，身体发育基本定型，鼻骨发育基本完成。这时，如果鼻梁仍存在缺陷，而自身又有实施美容隆鼻术的要求，才适合考虑进行手术。

▶特别要注意的是，是否适合实施隆鼻美容术一定要征求医学美容专家的意见，并且一定要到正规的医学美容专科医院实行手术，千万不要草率行事，以免美容不成反毁容，留下终身遗憾

为什么狗的鼻子特别"灵"？

狗的嗅觉神经和脑神经直接相连，嗅觉神经密布于鼻腔，因此其嗅觉灵敏度也十分惊人。

有关研究结果表明，人的嗅觉细胞只有500万个，覆盖在鼻腔上部黏膜的一小部分，面积仅有5平方厘米左右；而狗的嗅觉细胞则有12 500万至20 000万个，有的种类甚至更多，例如一种牧羊犬的嗅觉细胞竟达22 000万个。这些嗅觉细胞在鼻腔上占的面积达150平方厘米左右。而且，狗的鼻孔长而大，适合于"分析"空气中的微细气味。

因此，狗的嗅觉灵敏度比人高出很多。狼犬的嗅觉灵敏度比人高出40倍以上，嗅觉极为灵敏的品种，其嗅觉甚至比人灵敏100倍以上。

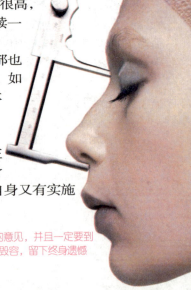

擤鼻涕的小动作、大学问

当患鼻炎或鼻窦炎时，鼻腔内会有很多分泌物，总需要擤鼻涕。有的人，尤其是儿童，在擤鼻涕时，常常会手拿纸张或手绢，用手把两个鼻孔同时捏住用力擤。

殊不知，鼻腔是通过咽鼓管和中耳相通的。由于前鼻孔小、后鼻孔大，当过分用力且捏紧两侧鼻孔擤鼻涕时，鼻涕并不能全部由较小的前鼻孔流出，会有少量经鼻咽部涌向各个窦腔，以及通过咽鼓管涌向中耳腔，此时耳会出现闷胀感，耳朵听不清声音，产生耳鸣。由于鼻涕中含有大量细菌，甚至会因此造成中耳炎或鼻窦炎。

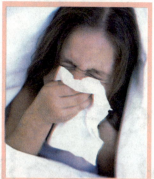

正确的擤鼻涕方法是：用手指压住一侧鼻孔，用另一侧将鼻涕向外擤出，然后用相同方法再擤另一侧，也可将纸或手绢放在鼻孔下，两手轻放于鼻两侧，稍用力将鼻涕擤出，有时可将下巴向上抬起，通过鼻子抽吸将鼻涕从后鼻孔排出，然后经鼻咽部咯出。但要注意，无论什么方法擤鼻涕，都不可用力过猛。

洗鼻能预防感冒

清洁鼻腔，清除病毒，保护鼻黏膜，可以有效地防止感冒等疾病的发生。这里给大家介绍两种洗鼻的方法，对预防感冒很有效。

冷水清洗法：每天早晚用冷水（冬天天冷时可用温水）洗脸，洗脸时浇水洗鼻，边洗边用鼻向外哼气，每次洗3下至5下即可。每天三餐，漱完口后也可洗一次鼻，洗鼻方法同上。冷水洗鼻，不仅可洗去鼻上的致病菌，还可锻炼和增强鼻腔黏膜的防护功能，减少疾病的发生。

盐水清洗法：医用0.9%的生理盐水或自配盐水（100毫升凉开水中加入0.9克盐），用棉签蘸盐水轻轻地清洗鼻腔，一天3次。0.9%的生理盐水可维护鼻腔功能，盐水浓度不可过高或过低，否则无效或影响鼻腔功能。清洗时注意要将棉签浸透，用力不要太大，谨防损伤鼻黏膜。冬天天冷时可用温水（水温以不超过人体正常体温为宜），此方法可用于流感的预防。

坚持做好鼻保健操

鼻保健操可以治疗过敏性鼻炎和缓解鼻塞。每天抽出 5 分钟至 10 分钟，做 1 次至 2 次鼻保健操，对于鼻炎、鼻窦炎、鼻息肉等均有辅助治疗的作用。健康人经常做该操还有助于改善鼻腔通气状况，提高呼吸系统抵抗力，预防感冒。

鼻保健操的具体做法：揉迎香穴、鼻通穴、印堂穴；捏鼻、擦鼻翼各 1 分钟至 2 分钟，每日早晚各 1 次，有鼻部不适时，每日可增加 1 次至 2 次。

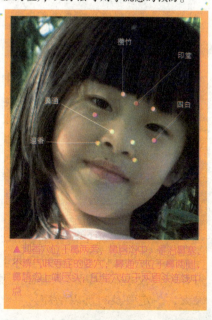

▲迎香穴位于鼻两旁、鼻唇沟中，是治疗鼻塞、不辨气味等症的要穴；鼻通穴位于鼻两侧，鼻唇沟上端尽头；印堂穴位于两眉头连线中点。

鼻部常见疾病及防治

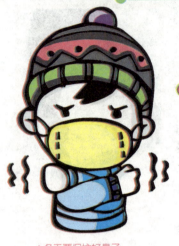

▲冬天要保护好鼻子

感冒鼻塞时

感冒也叫伤风，其实是医学上急性鼻炎的俗称，是由病毒感染引起的鼻腔黏膜炎症，有传染性，冬季更为常见。病毒感染是急性鼻炎的首要原因，可在病毒感染基础上继发细菌感染。

感冒初期表现为鼻内干燥、灼热感或鼻痒、打喷嚏，继而出现水样鼻涕、嗅觉减退和鼻塞的症状。继发细菌感染后鼻涕变为黏液性、黏脓性或脓性，也可伴有全身不适、倦怠等。感冒还可致鼻前庭炎、急性鼻窦炎、急性中耳炎、急性咽炎、喉炎、气管炎、支气管炎等，免疫力低下者甚至会继发肺炎。而且，感冒病毒经鼻泪管扩散还可引起眼睛的炎症等。

平时应注意预防感冒，首先是加强抵抗力，注意锻炼身体，其次是提倡冷水洗脸，注意劳逸结合、合理饮食。在流感高发时期避免与病人接触，注意通风，板蓝根等抗病毒中药对感冒有一定的预防作用。

如何治疗打鼾？

大量调查数据表明，人群中1%~4%的人患有打鼾症，全球每天约3 000人死于该病。因此，打鼾又被称为夜间睡眠中的"隐形杀手"。

引起打鼾的原因是多方面的，一些身体肥胖、颈短的人由于上呼吸道较正常人狭窄，容易打鼾；还有一些人，由于睡姿不好也会打鼾。针对这种情况，通过戒烟酒、改变不良睡姿，或使用一些药物，打鼾的现象就会消失。

那些因口腔、咽、喉、鼻等部位的病变引起上呼吸道狭窄、阻塞，甚至出现睡眠呼吸暂停现象的患者，就需要通过手术来解决问题了。手术的方法一般有射频消融、激光治疗、微波治疗，甚至气管切开术等。

打鼾不容忽视

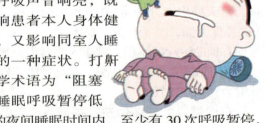

打鼾是指睡眠中呼吸声音响亮，既影响患者本人身体健康，又影响同室人睡眠的一种症状。打鼾医学术语为"阻塞性睡眠呼吸暂停低通气综合征"。它指成人于7小时的夜间睡眠时间内，至少有30次呼吸暂停，每次呼吸暂停的时间至少10秒，会造成心、脑血管和全身的乏氧。

打鼾者通常夜间睡眠时鼾声如雷，不能很好地休息，日间嗜睡，乏力，精神不振，特别是因为缺氧而增加了心脏负荷，极易诱发心脏病。所以，睡觉打鼾并不仅仅是影响同室人睡眠，更重要的是，对打鼾者本人的身体健康危害极大，一定要及时加以治疗。

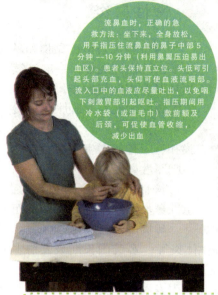

流鼻血时，正确的急救方法：坐下来，全身放松，用手指压住流鼻血的鼻子中部5分钟～10分钟（利用鼻翼压迫易出血区）。患者头保持直立位。头低可引起头部充血，头仰可使血液流咽部。流入口中的血液应尽量吐出，以免咽下刺激胃部引起呕吐。指压期间用冷水袋（或湿毛巾）敷前额及后颈，可促使血管收缩，减少出血

鼻出血应该怎么办

鼻出血是一种常见的病症。很多青少年朋友都遇到过鼻出血的情况，尤其是经常打篮球的朋友。

我们发现，鼻出血时，很多人习惯把头仰起，误以为血不外流就是不出血，更有甚者认为血极为宝贵，应当咽下去再吸收。其实这是不正确的。

多数鼻出血可自行止血或在鼻捏紧后自止。如果仍不能止住鼻出血，一定要及时就医，进行相关检查和治疗，因为鼻出血可能和高血压、鼻咽癌等疾病有关，不容忽视。

鼻出血是如何引起的？

鼻出血通常因为天气干燥，鼻痂损伤鼻床的毛细血管引起，也有鼻部疾病所致，也可能是全身疾病的一个症状。引起鼻出血的原因主要有以下几种。

(1) 鼻子里的血管丰富且浅表曲折，易出血。

(2) 鼻腔是呼吸道的门户，容易受病菌等的侵袭而导致出血。

(3) 鼻腔的炎症，尤其是急性炎症，如上呼吸道感染、急性副鼻窦炎等也容易引起鼻出血。

(4) 慢性鼻炎、慢性副鼻窦炎等也可引起鼻出血。

(5) 鼻部在受到外力的打击、跌撞碰伤、用手挖鼻等，都可能造成鼻腔黏膜破裂而出血。

(6) 鼻部手术等造成的创伤。

(7) 鼻腔异物也可引起出血，尤其是2岁至5岁的儿童喜欢将各种物体塞入鼻腔。

鼻部疖肿的处理

由于鼻部皮肤缺乏皮下组织，皮肤与软骨直接相连，故发生疖肿时，往往疼痛剧烈，严重者还可出现发热、全身不适、颈部淋巴结肿大等症状，而且局部红肿隆起，影响美观。

疖肿约一周成熟化脓，破溃排出脓栓而愈。

鼻部疖肿简称"鼻疖"，是鼻部（鼻前庭或鼻尖）皮肤内毛囊、皮脂腺或汗腺的局限性急性化脓性炎症，多因挖鼻、拔鼻毛使该处皮肤受损所致，机体抵抗力低的人更易出现，如糖尿病患者。

但对疖肿也不可大意，如处理不当，感染扩散，后果就比较严重了。

长了鼻疖时，首先要注意的就是：严禁挤压疖肿！鼻尖处于危险三角，挤压疖肿可使鼻疖感染向颅内扩散，引起严重的颅内感染。疖肿初发时，可用硼酸水湿敷，局部涂以抗生素软膏，配以红外线或超短波照射。但如果经过简单处理疖肿依旧扩散，或经常出现疖肿，就必须及时就医，以找出原因。当然，平时注意卫生，不要随意挖鼻、拔鼻毛，对预防鼻疖也很重要。

慢性鼻炎主要有哪些症状？

鼻塞：慢性单纯性鼻炎的鼻塞特点为间歇性及交替性，即白天、夏季、劳动或运动时减轻；夜间、静坐、寒冷时加重。变换侧卧方向时，两侧鼻腔阻塞也随之交替，居下方的鼻腔阻塞，居上方的鼻腔则通畅。慢性肥厚性鼻炎的鼻塞则为双侧持续性，无交替。

多涕：慢性单纯性鼻炎一般为黏液涕，继发感染可有脓涕；而慢性肥厚性鼻炎，则鼻涕不多，且不易擤出。

慢性鼻炎

慢性鼻炎是鼻腔黏膜和黏膜下层的慢性炎症，一般持续数月以上或反复发作，表现为鼻黏膜的慢性充血肿胀，称慢性单纯性鼻炎；若发展为鼻黏膜和鼻甲骨的增生肥厚，称慢性肥厚性鼻炎。

慢性鼻炎的病因主要为：急性鼻炎治疗不彻底，迁延而成慢性鼻炎；鼻周围器官炎症，如鼻窦炎、扁桃体炎等；鼻腔内长期吸入粉尘或有害的化学气体；鼻中隔偏曲，妨碍鼻腔通气和鼻引流而继发慢性鼻炎。另外，维生素 A、维生素 C 缺乏，嗜好烟酒等也会引发慢性鼻炎。

慢性单纯性鼻炎一般采用药物治疗，而慢性肥厚性鼻炎多采用手术治疗才有效，但治疗慢性鼻炎因人而异，还应找准发生慢性鼻炎的原因，不应只治标不治本。

鼻窦炎

鼻窦炎，顾名思义就是鼻窦部的炎症。各鼻窦部位的发病率，从高到低依次为上颌窦、筛窦、额窦和蝶窦。慢性鼻窦炎常波及 1 个以上的鼻窦，称为多发性鼻窦炎，病情较轻时，并不会波及周围的骨质，病情较重时，则不仅会累及骨质，而且还可引起周围组织及邻近器官的并发症。鼻窦炎可分为急性鼻窦炎和慢性鼻窦炎两种。

急性鼻窦炎

急性鼻窦炎的症状轻重不一，患者一般有上呼吸道感染或感冒史，表现为周身不适、发热、畏寒等症状持久不消失。其主要局部症状是鼻阻塞、鼻分泌物增多、鼻分泌物为脓性或黏液脓性、嗅觉减退和头痛。如果利用鼻镜做鼻腔检查，会发现鼻黏膜充血、红肿等现象，在中鼻道或上鼻道可见脓液各相应的鼻窦区有压痛，严重者还会出现红肿。

慢性鼻窦炎

慢性鼻窦炎的病程一般持续时间较长，数月至十数年不等。慢性鼻窦炎以多发性鼻窦炎较为多见，如上颌窦、筛窦炎，上颌窦、额窦炎，上颌窦、筛窦、额窦炎，筛窦、额窦炎及全鼻窦炎等，慢性蝶窦炎较少见。

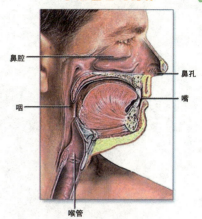

鼻腔
鼻孔
嘴
咽
喉管

如何区分鼻炎与鼻窦炎？

由于鼻腔和鼻窦的结构相互关联，因此，很少发生鼻炎和鼻窦炎单独发病的情况，往往是两者相互影响而造成恶性循环，但两者还是有区别的。

我们平常所说的感冒，即鼻子不通气、打喷嚏、流清鼻涕、嗅觉减退，就是急性鼻炎的表现。患了急性鼻炎，如果治疗不当，鼻黏膜的炎症就可通过鼻窦开口蔓延到鼻窦内，使鼻窦内黏膜产生急性炎症，就是急性鼻窦炎，其主要症状就是鼻塞、流脓鼻涕及头痛。

如果急性鼻炎和急性鼻窦炎反复发作，就会迁延形成慢性鼻炎和慢性鼻窦炎。

慢性鼻炎的主要症状是鼻塞或两鼻孔交替出现通气不畅，并有黏液性鼻涕。而慢性鼻窦炎患者经常流黄色脓性鼻涕，并有嗅觉减退的症状。

◆ 注意生活点滴，有效预防鼻窦炎

平时注意鼻腔卫生；掌握正确的擤鼻涕方法；游泳时尽量做到头部露出水面；有牙病者，要及时、彻底地治疗；严禁烟、酒、辛辣食物；急性鼻窦炎发作时，要遵医嘱及时用药并多加休息；保持室内明亮、空气流通，但要避免阳光直射及直接吹风。慢性鼻窦炎者要对治疗有信心与恒心，注意加强锻炼以增强体质，保持心情开朗，精神上避免刺激，同时注意不要过于疲劳，坚持做鼻部按摩。

● 变应性鼻炎

变应性鼻炎是鼻黏膜对某种物质的异常反应，曾称"过敏性鼻炎"，主要表现为阵发性喷嚏连连发作、大量清水样鼻涕和程度不等的鼻塞。

变应性鼻炎分为季节性变应性鼻炎（花粉症）和常年变应性鼻炎（过敏性鼻炎）两大类。常年变应性鼻炎发病无明显季节性差异，而季节性变应性鼻炎只季节性发作，常与花粉有关。引起过敏性鼻炎的环境因素有花粉、柳絮、尘螨、霉菌等。变应性鼻炎的发病与遗传和环境密切相关。

◆ 注意生活点滴，有效预防变应性鼻炎

变应性鼻炎通常不能完全治愈，所以及时就医并长期做好预防工作就显得极为重要。如发现变应性鼻炎症状，一定要及时就医，及时查清变应原，并在生活中避免与变应原接触；平时注意积极锻炼身体，增强体质，增加机体抵抗力；勤用冷水洗脸，以适应温差的变化；注意周边生活环境，尽量生活在废气浓度小、污染少、尾气少的地方。在花粉飘散的季节，变应性鼻炎患者尽量少出门，家中要注意少栽花草、少养宠物，切勿接触变应原。

第4章

消化的"前哨站"——口腔

有一个很有趣的说法解释了眼睛、鼻子、嘴巴的位置关系：美食当前，我们首先要观其"色"，其次嗅其"香"，最后才能识其"味"。所以眼睛在最上面，便于搜寻，站得高望得远嘛。然而，好看的东西未必好吃，需要鼻子来闻一闻，鉴定一下，所以鼻子其次。通过上面的搜寻、鉴定，"进口"是最终目的，所以嘴巴在最下面。因为嘴巴是美食的"最终归宿"，所以一提到口腔，我们自然而然就会联想吃饭。其实，嘴巴只是我们进食过程中的一个"前哨站"，更复杂的过程还在后面，而眼睛、鼻子只是顺便帮帮嘴巴的忙罢了。想必这个说法还是很符合进化逻辑的。在远古时代，先民靠渔猎为生，个中艰辛可想而知，吃饭成了头等大事，只有生存下来，才有可能谈及其他。所以，对如今灿烂的人类文明来说，嘴巴可以说是功不可没。

今天，就让我们去这个"前哨站"打探个究竟吧。

"哨所前门"——口唇

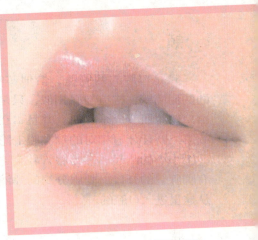

　　既然是"哨所"，里面必然要设施齐全、功能完善。那么，这里都有什么设施，有什么样的功能呢？

　　口腔内有四面"壁"、两扇"门"、两队"卫兵"、一个"搅拌机"及多个"洒水机"；其两大功能为食物的初级消化，以及清除混在美食中的"坏分子"——细菌、病毒及食物残渣。下面就让我们来——认识一下它们。

　　口唇就像"哨所"的两扇上下开闭的"大门"，食物必须得到它们放行的许可，才可以进入"哨所"；得到加工后，才能进入消化道，完成自己的使命。

　　这两扇灵巧的"大门"的结构十分精巧。口唇分为上唇和下唇，其组织结构共分三层，外层为皮肤，中间层为控制"大门"开闭的口轮匝肌，里层为湿润的黏膜，在它里面隐藏了许多黏液腺，叫作唇腺。

　　皮肤与黏膜之间的部分就是擦唇膏的地方，医生和解剖学家称其为唇红，唇红没有黏液腺，但含有皮脂腺，可以防止口唇干裂。口唇之所以呈现出美丽的红色，是因为这里是体表毛细血管最丰富的部位之一，当人缺氧时，毛细血管里的血液便呈绛紫色，而口唇则呈樱红色，医生把这种现象叫"发绀"。

　　另外，在上唇，还有一个我们人类所独有的标志——人中。从鼻翼到口角的连线处各有一浅沟，称鼻唇沟。上、下唇里层正中线上，分别有上、下唇系带，将口唇连于牙龈基部。

▲漂亮的口唇

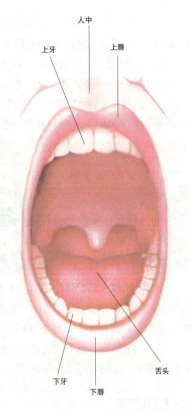

人中

上牙　　上唇

下牙　　下唇　　舌头

▲张开你的嘴，让我们进去看看里面的世界吧

"哨所"的四壁——颊、腭、口腔底

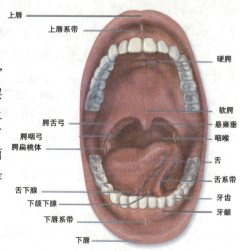

上唇
上唇系带
硬腭
软腭
悬雍垂
咽喉
腭舌弓
腭咽弓
腭扁桃体
舌
舌系带
舌下腺
下颌下腺
牙齿
下唇系带
牙龈
下唇

颊

颊是口腔的两侧壁，恰似"哨所"的两面墙壁，构造与唇相似，只是中层由口轮匝肌变成了颊肌。并且，在与上颌第二磨牙牙冠相对的颊黏膜上隐藏了一个小小的凸起——腮腺管乳头，上面有腮腺管的开口，腮腺分泌的唾液就是从这里进入口腔的。

腭

腭是口腔的上壁——"哨所"的"天花板"，"楼上"是鼻腔。腭的前 2/3 由坚硬的骨腭表面覆以厚而致密的黏膜构成，比较坚硬，所以称硬腭；其余的 1/3 由肌、肌腱和黏膜构成，比较柔软，所以称软腭。腭帆的后缘游离，中间有一个小凸起——悬雍垂，它就是我们平时所说的"小舌"。软腭后缘向两侧分别延伸出两对拱形黏膜皱襞，前面的一对连于舌根，即腭舌弓；后面的一对延伸于咽侧壁，即腭咽弓，两对拱形皱襞形成的两道"拱门"，便是口腔的后门。

名称	起点	终点	主要作用
腭帆张肌	咽鼓管软骨部、颅底	腭腱膜	张开咽鼓管、紧张腭帆
腭帆提肌	咽鼓管软骨部、颅底	腭腱膜	上提腭帆
腭垂肌	硬腭后缘中点、腭腱膜	腭垂黏膜	上提腭垂
腭舌肌	腭腱膜	舌的侧缘	下降腭帆、缩窄咽峡
腭咽肌	腭腱膜	甲状软骨板及咽后壁	助两侧腭咽弓靠近，助咽喉上提

硬腭和软腭分别是我们身体上的又一精巧装置。坚硬的硬腭保证了口腔的形态，而柔软的软腭与上述支配软腭活动的肌肉共同保障了软腭的可活动性。软腭在静止状态时垂向下方，当我们吞咽或说话时，软腭上提，贴咽后壁，从而将鼻咽与口咽隔离开来。软腭既保证了静止状态下呼吸气流的通畅，又使吞咽时食物不会误入鼻腔，说话时还可以参与调节不同的音调。

口腔底

口腔底由柔软的黏膜、肌和皮肤等软组织构成，其中包含许多重要结构。

"哨所后门"——腭咽弓、腭舌弓

前面我们提到了软腭后缘形成的两道"拱门"——腭咽弓、腭舌弓。它们便是"哨所"的"后门"——食物进入消化道的最后一道关口。

两名"哨兵"驻守在两道"拱门"之间的隐窝内，把守着最后一道关口，它们就是"赫赫有名"的"腭扁桃体"，我们平时称之为扁桃体。

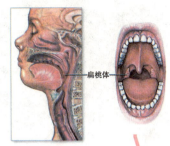

扁桃体

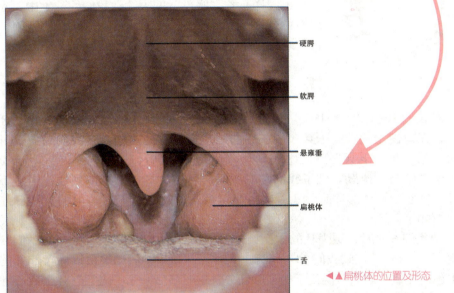

硬腭

软腭

悬雍垂

扁桃体

舌

◀▲扁桃体的位置及形态

扁桃体属于末梢免疫器官，其内的生发中心含有各种吞噬细胞，同时可以制造具有天然免疫力的细胞和抗体，如胸腺依赖淋巴细胞（T细胞）、B细胞、吞噬细胞及免疫球蛋白等。扁桃体与舌根、鼻咽及口咽部位的淋巴组织共同构成了内、外两道咽淋巴环，发挥着重要的防御作用。

值得一提的是，按照解剖学的观点：悬雍垂、腭帆游离缘、两侧的腭舌弓及舌根共同围成咽峡，它是口腔和咽之间的狭窄部，也是口腔与咽的分界。所以，我们的这两位"哨兵"已并非隶属于口腔，而属于口咽。

之所以在这里提到扁桃体，是因为它们与口腔"后门"毗邻，与其有着重要的关系。所以，如果你对它们很感兴趣，你需要去求助的书籍应该是关于耳鼻喉学的，而非口腔医学的。

强壮的"士兵"——牙齿

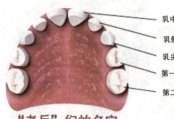

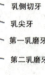

乳中切牙
乳侧切牙
乳尖牙
第一乳磨牙
第二乳磨牙

"老兵"们的名字

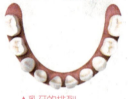

▲乳牙的排列

在一个健康、整洁的"哨所"内，永远有两列"军容"肃然的"士兵"在时刻准备着奔赴"前线"，它们就是牙齿。"士兵"们有着强壮的体格，它们是人体内最坚硬的器官。

俗话说，铁打的营盘流水的兵。我们这些"士兵"也同样有着"服役"期限。在我们的一生中，先后有两代"士兵"在这个"哨所"里"服役"，第一代"老兵"叫作乳牙，第二代"新兵"叫作恒牙。

"老兵"——乳牙

在我们出生时，"士兵"们的"营房"——位于上、下颌骨的上、下牙槽，正在建设之中。"士兵"们还在前来"报到"的途中。到我们约6个月大时，第一批"老兵"（乳中切牙）"报到"，之后，其他的"老兵"也纷纷来到"哨所"执勤。到了我们两三岁时，所有"老兵"全部到位，上、下颌共20颗乳牙。"哨所"里顿时热闹起来，这时，它们对一般的食物已能应付自如了。

到我们6岁时，更强壮的"新兵"——恒牙前来"报到"，"老兵"们开始逐渐"退役"，直到我们11岁至13岁时，"新兵"们已经可以肩负起并能更出色地完成"老兵"们留下的艰巨任务，这时最后一个"老兵"才会放心地离开"哨所"。

"新兵"——恒牙

为什么我们强壮的"新兵"姗姗来迟？

这是因为这批"新兵"将要伴随我们的一生，所以一方面，我们要认真保护它们，另一方面，它们也必须拥有比"老兵"更为强壮的体魄。另外，在我们身体的发育过程中，上、下颌骨也在不断地生长，"兵营"在扩建，需要有"新兵"的补充，这就需要给"新兵"以更长的成长期。

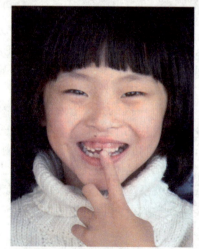

我到了换牙的时期，不知道我的那批"新兵"何时才能全部到位

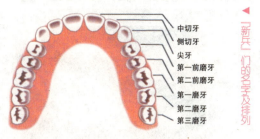

中切牙
侧切牙
尖牙
第一前磨牙
第二前磨牙
第一磨牙
第二磨牙
第三磨牙

"新兵"们的名字及排列

　　很多成年人都有这样的经历：智齿萌出时，疼痛难忍，甚至持续高烧，以至于很多人极不情愿地选择了拔除这颗"智慧的牙齿"。

　　可是，这"姗姗来迟"的"新兵"为什么会给我们带来这样的烦恼呢？

　　原来，随着人类的进化与发展，食物加工技术得到了极大的提高，人们的饮食结构发生了巨大的变化，我们的咀嚼变得越来越轻松，下颌骨体便逐渐缩短了，导致"姗姗来迟"的智齿"报到"的时候，常常已经没有了它的位置。

　　智齿不能正常萌出，便歪歪斜斜地挤在队列里，甚至有的竟完全埋伏在骨内，这种情况就是"第三磨牙阻生"。阻生或者正在萌出的智齿被牙龈部分或全部覆盖，形成较深的盲袋。食物残渣进入盲袋后不易被清除。盲袋内的温度和湿度有利于细菌生长繁殖，冠周软组织受到牙萌出的压力，或咀嚼时被咬伤，细菌就可以侵入造成冠周炎。

　　早期时，我们仅仅感到磨牙后区不适，偶有轻微疼痛。当炎症加重时，局部便会出现自发性跳痛，放射至耳颞区。炎症波及咀嚼肌则出现不同程度的张口受限，咀嚼和吞咽时疼痛加剧，口臭，甚至出现全身不适，出现发热、畏寒、头痛、食欲减退、便秘等症状。当智齿萌出不全或阻生时，牙冠周围软组织红肿、溃烂、触痛，甚至溢脓，严重时可见腭舌弓及咽侧壁红肿，患侧下颌下淋巴结肿大触痛。

　　一旦发现智齿的萌出不全或阻生，一定要及时就医。如果治疗不及时，延误了病情，极易形成严重感染，进而造成严重的并发症。

　　通常，到 6 岁左右时，我们颌骨的发育已经允许第一颗恒牙（第一前磨牙）萌出，它就排在了乳牙队列的最后（第二乳磨牙的后面），同时，乳牙逐渐"退役"，恒牙一个个地接过乳牙的岗位。经过一个长长的周期，直到 11 岁至 13 岁时，恒牙才基本全部到位。而此时，还有最后一个"新兵"——智齿，一般要到 17 岁至 25 岁时才会到位，而很多人则终生没有长出智齿。恒牙的数目为 28 颗至 32 颗。

　　我们一起来看看"士兵"们的名字吧。

牙		萌出时间	脱落时间
乳牙	乳中切牙	6个月至8个月	7岁
	乳侧切牙	6个月至10个月	8岁
	乳尖牙	16个月至20个月	12岁
	第一乳磨牙	12个月至16个月	10岁
	第二乳磨牙	20个月至30个月	11岁至12岁
恒牙	中切牙	6岁至8岁	
	侧切牙	7岁至9岁	
	尖牙	9岁至12岁	
	第一前磨牙	10岁至12岁	
	第二前磨牙	10岁至12岁	
	第一磨牙	6岁至7岁	
	第二磨牙	11岁至13岁	
	第三磨牙（智齿）	17岁至25岁或更迟	

"士兵"们强壮的身体
——牙的分类、形态及构造

　　"士兵"们各有分工，根据它们的名字，我们就可以知道：乳牙和恒牙均可以分为切牙、尖牙和磨牙三个"兵种"，但恒牙又有前磨牙和磨牙之分。

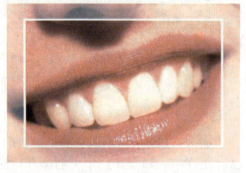

◆┃切牙

切牙长在口腔的最前面，所以又叫门牙。它像一把铲子，上、下切牙相对，又好似一对利刃可以切断食物。

◆┃尖牙

尖牙位于口角，牙尖锐利，主要功能在于撕裂食物。所以它的"体形"粗壮，牙根最长、最牢固。"队列"里最冷酷的非它莫属。肉食动物口腔里最有标志性的牙齿就是如匕首一般闪着冷森森寒光的尖牙，所以，它又叫犬齿。

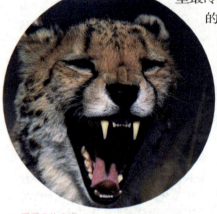

▲看看我的犬齿

◆┃磨牙

磨牙的牙面最大，上下相对，像两面石磨，起着研磨粉碎食物的作用。前磨牙有两个牙尖，又叫作双尖牙，它可是个多面手，可以捣碎食物，既可以协助尖牙，又可以协助磨牙。

◆┃牙齿的内部结构

虽然"士兵"们有三个"兵种"，若要提及"身体"的强壮，它们可互不相让。它们拥有基本相同的"身体构造"：每颗牙都有牙冠、牙根和牙颈。

另外，"士兵"们的"身体"内部的构造也十分复杂，如果将牙齿剖开来看，我们可以发现，牙齿内部有一个腔隙，我们把它

▼牙齿的内部结构示意图

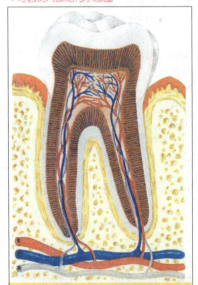

牙腔内容纳柔软的牙髓，牙髓内有血管、淋巴管、神经、成纤维细胞和成牙本质细胞，其主要功能为营养牙齿，在牙齿受损时，还可形成继发性牙本质，具有一定的修复功能。如果牙髓坏死了，牙齿得不到营养，就会变色，失去光泽，牙体也会变脆，容易崩裂

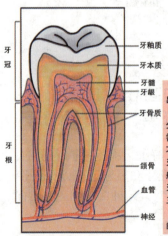

◀牙齿的结构示意图

牙冠
牙根

牙釉质
牙本质
牙髓
牙龈
牙骨质
颌骨
血管
神经

牙冠暴露于口腔，是露出牙龈以外的部分。

牙根是嵌入牙槽内的部分。根据与食物"作战"的需要，不同的"兵种"有着不同数量的牙根：切牙和尖牙只有一个牙根，前磨牙一般也只有一个牙根，下颌磨牙有两个牙根，上颌磨牙有三个牙根。

牙颈是牙冠与牙根之间的部分，被牙龈所包围。

叫作牙腔或髓腔。从口腔科学的角度来看，牙腔又被划分为牙冠内部的牙冠腔和牙根内部的牙根管，牙根管在牙根尖有一个开口，称作根尖孔。牙的血管和神经就是通过这个根尖孔进入牙腔的。

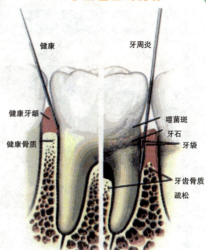

▲健康的牙齿（左）和不健康的牙齿（右）的对比

◆ 牙体组织

牙髓外面的牙体组织也不是均一的，可以分为三种钙化的硬组织：牙釉质、牙本质（也称牙质）和牙骨质。

◎牙釉质呈光泽的半透明状，主要成分为羟基磷灰石。为人体内最坚硬的组织，也是"士兵"们"作战"的最强大"武器"。

◎牙本质构成牙的主体，呈有光泽的淡黄色，硬度比牙釉质低，其内有神经末梢，当牙釉质有损伤时，牙本质则受到刺激，有酸痛感。

◎牙骨质是覆盖于牙根表面的一层钙化组织，淡黄色，构成和硬度与骨相似。它所起到的主要作用是借助牙周组织中的牙周膜将牙体固定于牙槽窝内。另外，当牙根表面有损伤时，牙骨质可新生，有修复功能。

● "士兵"的"岗哨"
——牙周组织

"士兵""站岗"需要一个"岗哨"，这个"岗哨"就是牙周组织。牙周组织由牙骨质、牙槽骨、牙周膜和牙龈构成。

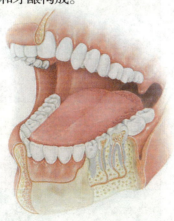

▶牙周膜是一种致密结缔组织膜，介于牙槽骨与牙根之间，具有固定牙根和缓解咀嚼时所产生的压力的作用。牙龈是口腔黏膜的一部分，对牙齿起保护、支持作用

为什么有的人经常牙龈出血？

有的人牙龈经常出血，十分烦恼。其实牙龈出血是一种症状。造成这一症状的原因很多，大体可分为两大类：局部因素和全身因素。

局部因素造成的牙龈出血较常见，比如牙垢和牙石，牙龈长期受到这两个"坏分子"的不良刺激，加上口腔中有很多细菌"助纣为虐"，牙龈就会发炎、出血。这个时候，求助于口腔科医生，给你的"士兵"们洗个澡就很有必要了。

造成牙龈出血的全身因素多且复杂，常见的有维生素C缺乏、血液系统疾病造成凝血功能异常等。

总之，牙龈出血不容忽视，长期不愈就需认真对待，寻找病因，积极治疗。

正确的刷牙方法

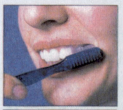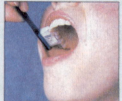
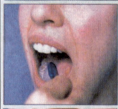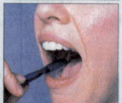
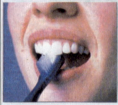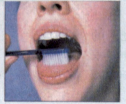

① 刷牙时先将牙刷头呈 45 度角斜向牙龈，刷毛贴附在牙龈上，稍加压力，顺牙间隙刷向牙冠方向。刷上牙时，从上往下刷，下牙则相反，牙的唇颊面和腭舌面要分别刷到
② 刷咬合面外侧
③ 刷上、下颌后牙咬合面时，牙刷可以在咬合面来回刷动
④ 刷咬合面
⑤ 刷上门牙时，内、外侧上下刷
⑥ 最后刷舌头

如何健康地使用牙齿

◆ 勤漱口

漱口可以清除食物碎屑、部分软垢及污物，所以漱口应着重在饭后进行，一般用清洁水即可，但是为了预防口腔疾病，也可以根据不同的需要选用含有不同药物的漱口水。

如果你经常发生龋齿，需要使用漱口水，最好的办法就是去咨询你的口腔科医生，让他来为你解决这个令人头疼的问题。

◆ 掌握正确的刷牙方法

刷牙的重要性已经被一提再提，这里还想讲一些你所不知道的或者没有注意到的。

很多人采取的是横刷法，这种方法弊病多多，正确的刷牙方法是竖刷法（如左图所示）。

如果你觉得这个极其简单，或者你早就知晓，那么这个进阶的刷法——横颤竖向移动刷牙法可能就比较适合你：在竖刷法的基础上加上短距离的水平向颤动，即进行竖刷法的同时，牙刷还要做短距离的水平方向颤动。这样既起到按摩牙龈的作用，又不损伤牙体硬组织，还能剔除牙间隙中的食物残渣。

你会选用牙刷吗？

理所当然的，不同年龄及不同口腔的具体情况所选用的牙刷必定是不同的，如儿童和成人的牙刷大小应有不同；牙周组织健康状况不同，牙刷的软硬程度也应有所不同。

我国各型保健牙刷的设计标准

相关指数	幼儿	7岁至12岁	13岁至18岁	成人
牙刷全长/毫米	120~130	140~150	155~160	160~180
刷头长度/毫米	16~18	20~24	25~30	30~35
刷头宽度/毫米	7~8	9~10	10~11	11~12
毛束高度/毫米	8.5~9	9.5~10	10.5~11	11~12
毛束排数	2~3	3	3	3~4
刷毛直径/毫米	≤0.18	≤0.18	≤0.2	≤0.2
刷毛尖端	圆钝形	圆钝形	圆钝形	圆钝形

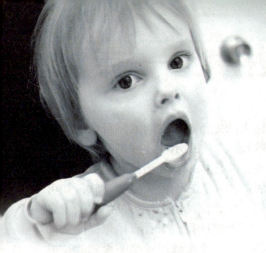

正确把握刷牙的次数与时间

"早晚刷牙，饭后漱口"的口诀，我想你在很小的时候就已经耳熟能详了，这里我要告诉你的是，最好在餐后和睡前各刷牙一次，如果条件所限很难做到，则应"早晚刷牙，饭后漱口"，如果你坚持每天只刷一次牙，那么睡前的一次是绝不可省略的。刷牙的时间每次以3分钟为宜，且一定三个牙面（唇颊、腭舌及咬合面）"面面俱到"。

龋病要早发现、早治疗

龋病根据不同的分类标准可以分为许多种，但是如果不加治疗，大部分的龋病都会发展，越来越严重：从浅龋发展到深龋，对冷、热、酸、甜等食物刺激敏感；从深龋发展到牙髓炎，出现严重的牙痛；进一步发展，会引起根尖炎，根周脓肿，甚至牙齿脱落缺失，颌骨骨髓炎；更有甚者，引起菌血症、败血症；夺去生命者也不在少数。而及时地发现并修补龋洞则可以终止这一恶性发展进程。

牙垢、牙石堆积，及早洁治

养成良好的口腔卫生习惯非常重要。如果没有良好的口腔卫生习惯，加之有的人牙齿表面粗糙，排列不齐，牙齿不易清洁，口腔内一旦形成牙菌斑并进一步钙化，就极易形成牙垢及牙石。

牙垢，顾名思义就是牙齿表面和牙龈缘处的污物。牙垢呈黄或灰白色乳酪状，有臭味，是软性沉积物，又叫软垢，其内含有大量细菌及其产物，刺激牙龈，引起口臭、牙龈炎。

牙石比牙垢要硬，是已经钙化的硬性沉积物，附着在牙面、牙颈部、牙根部，多呈浅黄色。牙石可破坏支持牙的骨组织，使牙周袋加深、牙齿松动，是引起牙龈炎和牙周病的重要因素。

一般的牙垢通过正确的漱口、刷牙就可以清除，而一旦牙石堆积，就需要求助于口腔科医生了。医生会给你的"士兵"们好好洗个澡，这就是洁牙。

由于洁牙通常使用物理方法，不可避免地会对牙齿造成一些伤害，因此一定要在正规医院的牙科或是牙科诊所进行，并且是否需要洁治也要遵从医嘱，以免给牙齿及牙龈等造成不必要的伤害。

> **什么叫龋齿？**
>
> "士兵"们虽然都有着一副强壮的身体，可是它们抵抗腐蚀的能力并不强大。最常见的问题恐怕就要数牙齿上那黑黑的洞洞了，俗称"虫牙"或者"蛀牙"，就好像牙齿上生了小虫，把牙齿啃出一个个洞洞一样。其实，那是以"坏分子"——细菌为主的多种因素共同作用，引起的对牙齿硬组织的慢性破坏。
>
> 口腔中的细菌附着于牙齿表面形成牙菌斑，并利用口腔内食物残渣中的蔗糖分解成酸，慢慢地将我们坚强的"士兵"腐蚀。当我们可爱的"士兵"不够强壮、唾液产生不足时，这些"坏分子"就会更加"猖獗"。当龋坏进一步发展深达髓腔时，就会导致不同程度、不同类型的牙髓炎，出现牙痛症状。所以对于龋病，一定要早发现、早治疗。

"哨所"内的"搅拌机"——舌

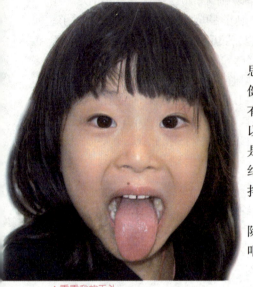

▲看看我的舌头

我们伟大的先哲老子在向人阐释他的哲学思想时，曾经张开嘴展示他残缺不全的牙齿和健康的舌头，告诉人们：牙齿虽然坚硬，但总有残缺和脱落的一天，而舌头虽然柔软，却可以伴随我们一生，保持健全。可见柔软的未必是柔弱的。下面就让我们来看看是怎样的一种结构使舌担当了一个柔软但丝毫不柔弱的"搅拌机"角色。

舌的基本结构是骨骼肌和表面覆盖的黏膜。除了充当"搅拌机"的角色外，舌还有协助吞咽、感受味觉和辅助发音等功能。

舌可分为舌体和舌根两部分，二者之间在舌背以向前开放的"V"形的界沟为界。舌体为游离的、可活动的部分，占舌的前 2/3。界沟的尖端处有一个小凹称舌盲孔，是胚胎时期甲状舌管的遗迹。舌根占舌的后 1/3，以舌肌固定于舌骨和下颌骨之间。

"搅拌机"的外衣——舌黏膜

▼舌体与舌根在舌背以向前开放的"V"形的界沟为界

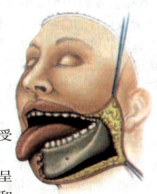

舌背的黏膜呈淡红色，其上最重要的结构就是明显可见的许多小凸起，称为舌乳头。根据分布位置及形态的不同，舌乳头可分为以下四种。

◎丝状乳头，数目最多，体积最小，呈白色丝绒状，遍布舌背前 2/3，能感受触觉。

◎菌状乳头，稍大于丝状乳头，数目较少，呈红色圆点状，散布于丝状乳头之间，多见于舌尖和舌侧缘。

◎叶状乳头，位于舌侧缘的后部，腭舌弓的前方，每侧为 4 条至 8 条并列的叶片形的黏膜皱襞。

◎轮廓乳头，体积最大，7 个至 11 个，排列于界沟前方，其中央隆起，周围有一环状沟，位于舌体的后部。

舌下面的黏膜形成一条称作舌系带的黏膜皱襞，在舌系带根部的两侧各有一个小黏膜隆起称舌下阜，由舌下阜向口底后外侧延续的带状黏膜皱襞称舌下襞。

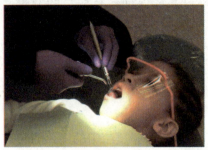

◀我们看看是舌头的问题还是牙齿的问题。小朋友放心，一会儿就会找到病因哦

◉ "搅拌机"的动力系统——舌肌

舌肌分为舌内肌和舌外肌两部分，二者的主要区别在于肌肉起止点的不同，舌内肌的起止点均在舌内，收缩时可以改变舌的外形；而舌外肌起于舌周围各骨，止于舌内，收缩时可改变舌的位置。舌内肌与舌外肌协调运动使我们的"搅拌机"灵活有效地工作。

▼轮廓乳头、菌状乳头、叶状乳头，以及软腭、会厌等处的黏膜上皮中含有味蕾，为味觉感受器，而丝状乳头中无味蕾，故只有一般感觉，而无味觉功能。在舌根背部的黏膜内还有许多大小不等的凸起，其内含有淋巴组织，称为舌扁桃体，为咽淋巴环的构成部分，具有免疫防御功能

观舌能够诊病吗?

答案当然是肯定的。现代医学在研究人体时，比以往更加强调整体观念，因为任何一种疾病在作用于机体时都必然对整个机体产生影响。也就是说，在诊断疾病时，一个容易观察的、细小的切入点就可提供对于诊断疾病十分重要的信息。舌诊就是如此。

无论你去看西医还是中医，只要医生认为有必要，都会看一下你的舌头。医生主要观察的是舌苔及舌表面的变化。那么舌苔到底是什么呢?

舌苔是正常人的舌背上的一层薄白而润的苔状物，由脱落的角化上皮、唾液、细菌、食物碎屑及渗出的白细胞等组成。正常情况下，咀嚼和吞咽动作，以及唾液、饮食的冲洗，会不断地清除舌表面的物质，舌苔仅表现为薄白的一层。当患病时，进食少或只进软食，会使咀嚼和舌的动作减少，唾液分泌减少，舌苔就变厚。有些疾病常常使舌苔出现厚薄、颜色等变化，常见的舌苔颜色有白色、黄色、黑色三种。

中医和西医在进行舌诊时，观察的着眼点并不完全相同。中医观察舌苔，强调人的整体性和各脏器之间的关联性。中医认为：病在表，舌苔多呈薄白状；病邪入里，舌苔变为厚腻且转为黄色或黑色。因此，从舌苔厚薄变化可判断疾病的深浅程度。西医观察舌苔，强调舌苔的特异性，即什么疾病将产生什么样的舌苔。如果确实观察到某种有指征意义的舌苔，几乎可以"对号入座"地诊断出是什么病症。

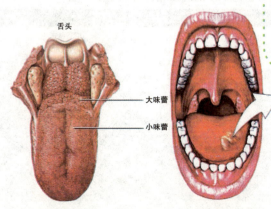

舌头

大味蕾

小味蕾

◀人类的舌头除其他动物所具有的味觉、搅拌和吞咽功能外，更多的功能在语言上
正因为有了语言，世界才变得如此丰富多彩，才产生了人类的悲喜交集、悲欢离合，世界才永不寂寞

"哨所"内的"洒水机"——唾液腺

我们的"哨所"需要一个湿润的环境才能保证各个成员的健康，以及"哨所"功能的有序发挥。所以，我们的，"哨所"另配置了多种"洒水机"。而这些"洒水机""洒"出的并不是一般的"水"，而是具有多种功能的唾液。

在我们认识这些"洒水机"之前，先来分析分析唾液吧。

唾液

唾液是近于中性（pH 6.6）的液体，99％为水。唾液中的主要成分有机物和无机物两种：有机物主要为黏蛋白，另外还有免疫球蛋白、唾液淀粉酶和溶菌酶等；无机物主要有 K^+、Na^+、Cl^-、HCO_3^- 等成分。

别看唾液时刻都在分泌着，一副"不值钱"的样子，其实，它具有多种生理功能，十分重要。不信就来看看吧。

唾液的化学性消化作用

唾液淀粉酶能把淀粉分解为麦芽糖，所以当我们吃馒头的时候，如果多咀嚼一会儿就会觉得甜丝丝的。

唾液对口腔的清洁和保护作用

除了具有通过清洗和吞咽可以清除口腔中的细菌和食物颗粒的物理性清洁作用外，唾液中的溶菌酶、免疫球蛋白还有杀菌和杀病毒的作用，如果口腔内的唾液分泌不足，则很容易发生口腔内感染和龋齿。

唾液可湿润口腔

唾液使"哨所"的成员们减少摩擦，和睦相处。在"搅拌机"的作用下，食物成团，便于吞咽。

唾液可使味觉敏感

唾液帮助食物溶解，使舌表面的味蕾能更好地感受食物的味道。

找出"洒水机"

看了上面的介绍，你如果对着镜子张开嘴想找找我们的"洒水机"藏在什么地方，可能会很失望地无功而返了。因为它们都"害羞"地藏在了角落里。不过要找到它们并不难，让我来告诉你几条线索。

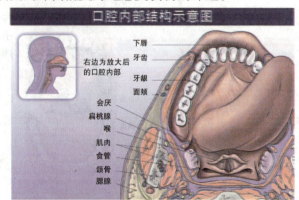

口腔内部结构示意图

右边为放大后的口腔内部

下唇
牙齿
牙龈
面颊
会厌
扁桃腺
喉
肌肉
食管
颌骨
腮腺

伸出你的食指，放到你的颧弓（位于面部的侧方，即颧骨凸出处）上，向下滑动一横指的距离，然后咬紧牙关，再放松，再咬紧，你所感觉到的紧张又松弛的地方就是咬肌；接下来，顺着紧张的咬肌向前滑动直至咬肌前缘，在咬肌前缘，颧骨下的地方上下滑动你的手指，是不是感觉到一个圆圆的小管样的东西，这个就是最大的"洒水机"——腮腺的"洒水管"——腮腺管。

现在，再活动一下你的舌头，用它找到你的上颌第二磨牙，把舌尖伸到这颗牙齿的颊面，在它对面的颊黏膜上舔动一下试试看，怎样？是不是找到了一个小小的皱襞，这就是刚才我们找到的腮腺管的开口处。

再让我们对着镜子张开嘴巴，同时还要抬起舌头，找到我们前面提到过的舌下阜和舌下襞。舌下阜上面有着另外两个比较大的"洒水机"——下颌下腺和舌下腺的"洒水管"——下颌下腺管和舌下腺大管的开口，而舌下襞上有着舌下腺的舌下腺小管的开口，而舌下腺就藏在舌下襞的下面。

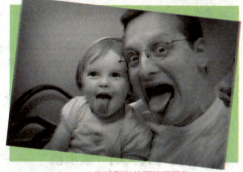

▲你找到你的腮腺了吗？

然后，让我们按照这几条线索顺藤摸瓜，把这几个"害羞"的小家伙一一找出来。

◇ ▍ "哨所"内最大的"洒水机"——腮腺

沿着我们的腮腺管向后，就可以找到我们最大的"洒水机"——腮腺。

腮腺形状不规则且表面凹凸不平，通常可分为腮腺浅部和腮腺深部两部分。腮腺浅部略呈三角形，上达颧弓，下至下颌角，向前伸展于咬肌的后 1/3 的浅面，向后接续于腺体的深部。

当你向一侧用力转动头部时，你可以在颈部摸到一条拉紧的、有力的肌肉，那就是胸锁乳突肌，顺着胸锁乳突肌向上至它的头端，再向前摸到下颌骨，二者之间的凹陷就是下颌后窝，腮腺的深部就是向内伸入下颌骨与胸锁乳突肌之间的下颌后窝内。

腮腺管自腮腺浅部前缘发出，于颧弓下一横指处向前横越咬肌表面，至咬肌前缘弯向内侧，斜穿颊肌，开口于平对上颌第二磨牙牙冠颊黏膜的腮腺管乳头。

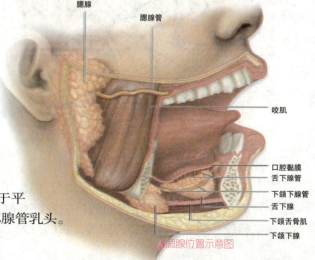

▲腮腺位置示意图

（图内标注：腮腺、腮腺管、咬肌、口腔黏膜、舌下腺管、下颌下腺管、舌下腺、下颌舌骨肌、下颌下腺）

你听说过、见过或是得过"痄腮"吗?其实,"痄腮"就是流行性腮腺炎的俗称。

得了流行性腮腺炎的人通常先有发热、头痛、咽痛、食欲不佳、恶心、呕吐和全身疼痛等症状,数小时至1天或2天后,出现腮腺肿大。腮腺肿大是流行性腮腺炎最重要的特征,通常一侧先肿胀,但也有两侧同时肿胀的。当腺体肿大明显时,出现胀痛及过敏,张口咀嚼及进酸性饮食时,疼痛加剧。局部皮肤紧张发亮,表面灼热,有轻触痛,但多数不红。

唾液腺的炎症按照感染的性质可分为化脓性、病毒性及特异性三类。流行性腮腺炎属于其中的病毒性感染。捣乱的"坏分子"叫作腮腺炎病毒,它主要是通过飞沫经呼吸道感染。在世界各地均有这个"坏分子"的身影,它进入人体时,首先侵入口腔黏膜和鼻黏膜,在上皮组织和脸部淋巴结中大量增殖后进入血循环,形成第一次病毒血症,经血管累及腮腺等组织,并在其中增殖,再次进入血循环,出现第二次病毒血症,进一步波及其他脏器。

流行性腮腺炎是一种由病毒引起的急性传染病,而且是全身性感染,经常会累及其他器官,甚至会造成各种并发症。因此,如果你的身体出现了上述类似症状,一定要及时就医。

如果你一旦不幸患了流行性腮腺炎,除了及时治疗,最重要的就是要尽快采取呼吸道隔离等措施,以免感染他人。

◆ 另外两对较大的"洒水机"——下颌下腺和舌下腺

下颌下腺位于下颌骨体(也就是我们通常说的"下巴")下缘靠后一点的地方,它的导管被称作下颌下腺管,从腺体的内侧面发出,沿着口腔底黏膜深面前行,开口于舌下表面可见的舌下阜。

舌下腺就位于舌下襞的深面,它虽然最小,却有两套"洒水管":大管有1条,与下颌下腺管共同开口于舌下阜;小管约10条,开口于舌下襞表面。

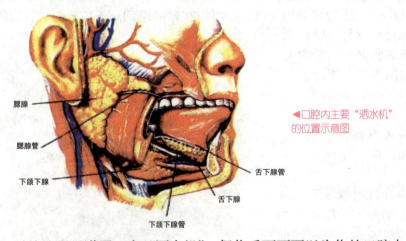

腮腺
腮腺管
下颌下腺
舌下腺管
舌下腺
下颌下腺管

◀口腔内主要"洒水机"的位置示意图

虽然这里只讲了3个"洒水机",但你千万不要以为你的口腔中只有这3个"洒水机",其实,在我们的口腔各部黏膜内,还有许多很小的"洒水机",包括唇腺、颊腺、腭腺和舌腺等,它们与大"洒水机"一起辛勤地工作着。

"灼痛"的名字——阿弗他

　　"阿弗他"为希腊语的发音，意为灼痛。这个名字很好地描述了这个疾病的一大特点——明显的灼痛感。

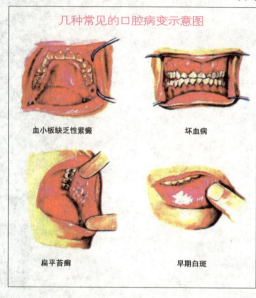

几种常见的口腔病变示意图

血小板缺乏性紫癜　　　　坏血病

扁平苔癣　　　　　　　　早期白斑

什么叫复发性口腔溃疡？

　　如果你或你的亲人、好朋友经常地反反复复出现口腔内口疮或溃疡，那么你一定会对"复发性口腔溃疡"这个名字有所耳闻。

　　复发性口腔溃疡的名字多得让人眼花缭乱，比如复发性阿弗他溃疡、复发性口疮、复发性阿弗他口炎等。在众多的口腔黏膜病中，它是最常见的溃疡类疾病，患病率达20％。

　　复发性口腔溃疡的最典型病症就是灼痛感，另一个特点就是周期性复发但又有自限性，表现为孤立的、圆形或椭圆形的浅表性溃疡。

　　该病的病因极其复杂，具有明显的个体差异，也就是说，可能几个人都得了这种疾病，但是各自的病因却不相同。概括地说，可能的发病因素有：机体免疫功能的异常；食物中缺乏锌、铜、铁、硒等元素，或维生素 B_1、维生素 B_2、维生素 B_6、叶酸等摄入不足。另外，本病还有一定的遗传倾向，心理环境、生活工作环境、社会环境也与本病有很大关系。而且，体内的自由基、一些活性因子、血管内皮细胞损伤、微循环障碍等也会引发复发性口腔溃疡。

　　一个有趣的现象是，吸烟者的患病率反而比不吸烟者低。

　　本病治疗起来比较棘手，目前没有特效的治疗方法，不过医生还是有很多手段对付这个顽固的"家伙"的，这就需要病人信任并积极配合医生，最终战胜疾病。

▶如果不明白什么是复发性阿弗他溃疡，可以来找我

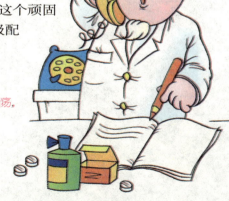

第5章

人体的"要塞"——咽

　　咽，这个名称你不一定很熟悉，但你一定听过"咽喉要塞"这个词语。为什么我们要用咽喉来形容某个地区的必经之路或某个事件的关键呢？其实这和咽在人体中的特殊解剖结构有关。咽是呼吸系统和消化系统的共同通道，是气体、食物进入人体的路口，是人体生命能源供给的"关卡"。让我们走进这个人体的"要塞"来看看吧。

"要塞"概览——咽的构成及特点

我们所说的咽部，其实是包含了鼻咽、口咽和喉咽三部分。

▶从外形上看，整个咽部是一条由肌肉组成的软管子，上宽下窄，形如漏斗。它的上界与颅底持平，下界在相当于第6颈椎下缘水平处（低头时，用手触摸后颈椎最高处即是），全长约13厘米，前壁与鼻腔、口腔及喉腔相通，后壁紧靠颈椎脊柱。可见咽部所处的位置是很重要的

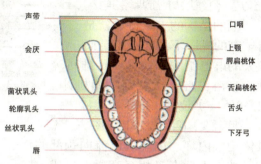

声带　会厌　菌状乳头　轮廓乳头　丝状乳头　唇

口咽　上颚　腭扁桃体　舌扁桃体　舌头　下牙弓

鼻咽

从外面是看不见鼻咽的，需要特殊的检查才能知其全貌（见下图）。

▶鼻咽是咽的最上段，又称上咽部，它的上后方是颅底，鼻咽向前经后鼻孔与鼻腔相通，下方接口咽部。在鼻咽侧壁上有一个小圆孔，叫咽鼓管咽口（咽鼓管的结构请参照耳的结构一章），由此直接通向中耳鼓室。这就是鼻炎、咽炎等口鼻腔疾病可累及耳部的原因

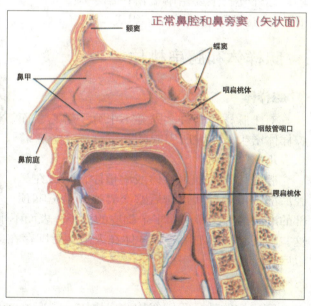

正常鼻腔和鼻旁窦（矢状面）

额窦　鼻甲　鼻前庭

蝶窦　咽扁桃体　咽鼓管咽口　腭扁桃体

口咽

口咽位于鼻咽下方，前面以咽峡为界与口腔相通，下部至舌骨，与喉部相通。咽峡是口咽部最狭窄处，上界为软腭、悬雍垂，底部为舌根部，两侧前为腭舌弓（简称"前弓"），后为腭咽弓(简称"后弓"），两弓间是腭扁桃体。口咽后壁黏膜上有数个淋巴小结。

喉咽

喉咽是咽部的最下一段，上通咽部，下连食管，前壁上部是舌根和会厌，前壁下部经喉口通往喉前庭。在喉咽部两侧，各有一个较深的、形如梨状的小凹陷，叫梨状窝，它有促进食物顺利通过，进入食道的作用，但也是容易发生异物进入气管的部位。

咽的结构特点

咽壁的组织从外到内有 4 层，即黏膜层、纤维层、肌层和外膜层，特点是无明显的黏膜下组织层，纤维层与黏膜紧密连接。

咽的结构的一大特点就是有丰富的黏膜下淋巴组织，而较大的淋巴组织团块呈环状排列，称为咽淋巴环，主要由咽扁桃体（腺样体）、咽鼓管扁桃体、腭扁桃体、咽侧索、咽后壁淋巴小结及舌扁桃体构成内环。内环淋巴流向颈部的淋巴结，而后者又相互交通，自成一环，称外环，主要由咽后淋巴结、颌下淋巴结、颈深部淋巴结等组成。

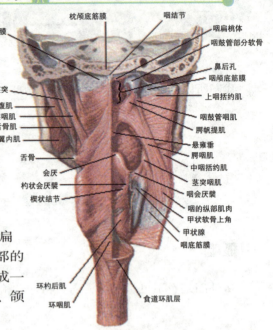

枕颅底筋膜　咽结节
咽颅底筋膜　咽扁桃体
　　　　　咽鼓管部分软骨
　　　　　鼻后孔
茎突　　　咽颅底筋膜
二腹肌　　上咽括约肌
茎突咽肌　咽鼓管咽肌
茎突舌骨肌　腭帆提肌
翼内肌　　悬雍垂
舌骨　　　腭咽肌
会厌　　　中咽括约肌
杓状会厌襞　茎突咽肌
楔状结节　咽会厌襞
　　　　　咽的纵部肌肉
　　　　　甲状软骨上角
　　　　　甲状腺
环杓后肌　咽底筋膜
环咽肌　　食道环肌层

▲咽（后壁切开）

腺样体和腭扁桃体

腺样体

对于腺样体，许多人并不十分了解它，而腺样体增生、肥大所引起的并发症确实危害着众多儿童的健康。

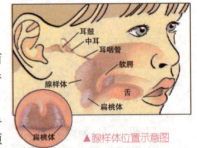

耳鼓
中耳
耳咽管
软腭
腺样体
舌
扁桃体
扁桃体

▲腺样体位置示意图

腺样体又叫咽扁桃体或增殖体，隐藏在鼻腔后部，位于鼻咽顶与后壁交界处，是鼻咽顶部的淋巴组织，形状如半个剥皮的橘子，表面不平，有 5 条至 6 条纵形沟裂，这些沟裂易存留细菌。腺样体在人出生后即存在，6 岁左右最大，一般 10 岁以后开始萎缩。

腭扁桃体

腭扁桃体就是我们俗称的扁桃体，腭扁桃体有一对，是咽部淋巴组织团块中最大的一对，位于腭舌弓与腭咽弓之间，卵圆形，表面为复层鳞状上皮所覆盖。上皮向扁桃体内部陷入形成 10 个至 20 个隐窝，隐窝中含有脱落的上皮细胞、淋巴细胞及细菌等。上皮下方及隐窝周围密集分布着淋巴小结及弥散淋巴组织，淋巴细胞常穿过上皮而沉积于口咽部。扁桃体的被膜是一层致密的结缔组织，它把腭扁桃体与邻近器官隔开，有阻止腭扁桃体感染扩散的屏障作用。出生时扁桃体尚无产生免疫细胞的功能，随着年龄的增长，免疫功能逐渐活跃，特别是 3 岁至 5 岁时，扁桃体显著增大，属于正常生理现象。青春期后，扁桃体的免疫活动趋于减退，扁桃体也逐渐缩小。

咽的生理功能

咽作为人体呼吸系统与消化系统的共同通道，它同时具有两者的多种作用。

呼吸功能

咽不仅是呼吸时气体出入的通道，而且咽黏膜内及烟黏膜下的丰富腺体对吸入的空气有调节温度、湿度及清洁作用，但弱于鼻腔的类似功能。

发音功能

咽腔为一共鸣腔，发音时，咽腔和口腔可改变形状，产生共鸣，使声音清晰、悦耳，并由软腭、口、舌、唇、齿等协同作用完成发声。正常的咽部结构与发音时咽部形态、大小的相应变化对发声和发音的清晰度极为重要。

吞咽功能

吞咽动作是一种由许多肌肉参加的反射性协同运动。当吞咽的食团接触舌根即咽峡黏膜时就引起吞咽反射。

防御保护功能

这一功能主要通过咽反射来完成。协调的咽反射可封闭鼻咽和喉咽，在吞咽或呕吐时，避免食物进入气管或返流鼻腔；当异物或有害物质接触咽部时，会恶心呕吐以利于异物及有害物质的排出。来自鼻腔、鼻窦、下呼吸道的正常或病理性分泌物，均可借咽的反射作用吐出，或被咽下的微生物消灭。

调节中耳气压的功能

▶游泳时，咽可调节中耳气压

鼻咽部的侧壁有通往中耳鼓室的咽鼓管，因此咽鼓管咽口的开放与咽肌的运动，尤其是吞咽功能密切相关。

免疫功能

咽部有丰富的淋巴组织，位于呼吸道和消化道黏膜入口。鼻咽黏膜、腭扁桃体和腺样体，由于在解剖上占有呼吸道和消化道入口的位置，与外界环境保持比较密切而频繁的接触，被认为是抵御呼吸道感染的第一道防线，对吸入或食入抗原的侵袭首先发起攻击。扁桃体捕获这种抗原的能力已得到证实。

咽部的常见疾病及预防

　　咽位于呼吸道和消化道的起始段，由于常接触外界，容易受到微生物的侵犯，下面我们就通过对咽部常见疾病的讲述，来学习一下如何正确使用我们的咽部。

慢性咽炎需用抗生素吗？

　　慢性咽炎一般不需要使用抗生素治疗，因为慢性咽炎并非细菌感染。然而，在门诊，许多确诊为慢性咽炎的病人坚决要求医生给予抗生素治疗，部分病人甚至自行到药店购买抗生素服用。这样滥用抗生素必定有害而无益。因为滥用抗生素可能导致咽喉部正常菌群失调，引起二重感染。另外，每一种抗生素都有副作用；滥用抗生素可对人体造成危害；同时，滥用抗生素还能引起细菌耐药性。

　　慢性咽炎的治疗主要针对病因，例如：戒烟、戒酒；积极治疗急性咽炎，以及鼻腔、鼻窦、扁桃体的慢性炎症；改善工作和生活环境，避免粉尘及有害气体的刺激；加强锻炼，增强体质，预防感冒。病人如有咽干、咽痛可选用一些含片，如华素片、复方草珊瑚含片、西瓜霜含片等，以减轻或解除症状。

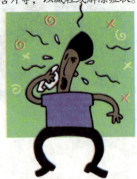

▲咽炎常因受凉、过度疲劳、烟酒过度等致全身及局部抵抗力下降，病原微生物乘虚而入而引发

🔴 咽炎

　　咽炎，俗称嗓子痛，是咽部黏膜因细菌或病毒感染发炎造成的，是呼吸道感染的一部分。常在因机体疲劳、受寒及烟酒过度等导致抵抗力低下时，经飞沫或直接接触病原体而引发。有急性咽炎、慢性性咽炎之分。

🔶 急性咽炎

　　急性咽炎的症状为咽干、灼热感、疼痛、吞咽不适、全身畏寒发热等，常见于秋、冬季及冬、春季之交。病毒、细菌及环境中的粉尘、烟雾均可引起。

🔶 慢性咽炎

　　慢性咽炎可继发于急性咽炎及其他上呼吸道感染或长期接触理化物质的刺激（烟、粉尘等）。慢性咽炎病人的症状多种多样，主要症状有咽干、咽部不适感、异物感、痒感、灼热感，还可能伴有咽部微痛、吞咽疼痛。在急性发作期间咽痛可能较为剧烈。

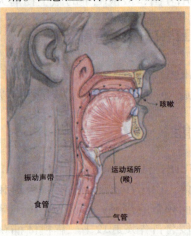

咳嗽

振动声带

运动场所（喉）

食管

气管

◀由于咽后壁常受较黏稠分泌物刺激，部分病人出现晨起刺激性咳嗽，早晨起床及刷牙时特别明显，伴恶心

◆｜预防

对付疾病的根本是强健自身体魄，提高对疾病的抵抗力。让我们来学习一些预防咽炎的常识。

◎勿饮烈性酒、勿吸烟，饮食避免辛辣等刺激性食物。

◎改善工作、生活环境，避免粉尘、有害气体等对咽部的刺激。

◎生活起居有规律，劳逸结合。及时治疗各种慢性疾病，保持每天通便，清晨用淡盐水漱口或少量饮用（高血压、肾病者勿饮盐开水）。

◎适当控制用声。用声不当、用声过度、长期持续演讲及演唱对咽喉炎治疗不利。

●｜扁桃体炎

扁桃体炎是指腭扁桃体的非特异性炎症，是一种常见疾病，发作时，大多数人无明显的自觉症状，但会产生咽干、异物感等。如果儿童患扁桃体火并反复发作，还会引起扁桃体过度肥大，进而影响呼吸和吞咽功能。特别是反复急性发作的慢性扁桃体炎还可引起各种并发症。扁桃体炎分为急性扁桃体炎和慢性扁桃体炎两种。

◆｜急性扁桃体炎

急性扁桃体炎为腭扁桃体的急性非特异性炎症，好发于儿童及青少年，在春秋两季气温变化时最易发病。中医称腭扁桃体炎为"乳蛾"，所以急性扁桃体炎又称为"烂乳蛾"。

急性扁桃体炎多因溶血性链球菌引起发病。此外，如葡萄球菌、肺炎球菌、流感杆菌及病毒等也可引起。

扁桃体炎的并发症

扁桃体炎能引发多种并发症，包括局部并发症和全身并发症。慢性扁桃体炎还被视为全身感染及各器官疾病的"病灶"之一。

局部并发症是炎症直接波及邻近组织而导致的扁桃体周围脓肿、中耳炎、鼻炎、鼻窦炎、喉炎、周围淋巴结炎、咽旁脓肿等。

全身并发症是指扁桃体炎，特别是慢性扁桃体炎引起的全身各系统的许多疾病，如风湿热、急性肾小球肾炎、风湿性关节炎、心肌炎等。现认为其发生原因与全身各个器官对链球菌产生的自身免疫反应有关。

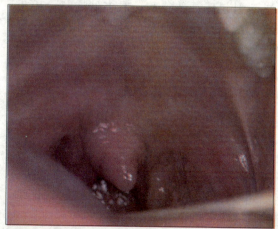

▶急性扁桃体炎起病较急，以恶寒及高热为其主要症状，吞咽时会产生剧烈咽痛，并可引起放射性耳痛，四肢酸痛之力。当你有这样的不适时，医生会让你张口，在你发"啊"时，便会看到扁桃体充血肿大，多数在陷窝口处有黄白色脓性分泌物

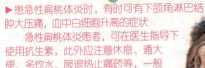

▶患急性扁桃体炎时，有时可有下颌角淋巴结肿大压痛，血中白细胞升高的症状

急性扁桃体炎患者，可在医生指导下使用抗生素，此外应注意休息、通大便、多饮水、服退热止痛药等，一般5~7天即可恢复。但对反复急性发作或已引起并发症的慢性扁桃体炎更应重视，可经医生评估后考虑进行手术切除扁桃炎，但由于扁桃体具有免疫功能，施行手术者较过去减少。其实，预防扁桃体炎最重要的就是要加强体育锻炼、增强体质和抗病能力

◆ 慢性扁桃体炎

慢性扁桃体炎多由急性扁桃体炎发展而来，或因扁桃体隐窝引流不畅，窝内的细菌、病毒滋生感染而演变为慢性炎症。

◆ 扁桃体炎的防治原则

如果患了扁桃体炎，无论是急性的还是慢性的，一定要及时就医，不然会使病情加重，甚至引起并发症，对身体造成更大的伤害。

◎ 腺样体肥大

前面我们特别给大家介绍了腺样体的结构，是因为腺样体肥大可危害儿童的生长发育。

当儿童机体抵抗力降低，如受凉、感冒时，存在于机体内的病毒、细菌便会大量繁殖，外界的病原体又乘虚而入，患儿这时易患急性腺样体炎，表现为突起发热，体温可高达40℃，并会出现鼻塞严重、呼吸困难等症状；若炎症波及咽鼓管咽口，还会引起化脓性中耳炎，表现为耳内闷胀、耳痛、听力下降等。

急性腺样体炎对儿童的健康危害并不是非常大。但是，如果腺样体反复发生炎症，就会刺激其发生病理性增生、肥大，进而引起耳、鼻、咽、喉多处症状。更重要的是，腺样体肥大会导致患儿长期张口呼吸，可影响面骨发育，出现所谓的"腺样体面容"。

◆ 如何防治腺样体肥大

儿童如果反复发生腺样体炎，家长一定要足够重视，给儿童加强营养，提高其机体免疫力。随着年龄的增长，腺样体将逐渐萎缩，病情可得到缓解或完全消失，但如果保守治疗无效，应及时就医，仔细检查以确定是否需手术切除。

什么是腺样体面容？

如果腺样体因炎症的反复刺激而发生病理性增生、肥大，则会影响儿童的生长发育。儿童鼻咽部比较狭小，当腺样体肥大时，儿童由于鼻塞影响呼吸而靠嘴张口呼吸。长期用口呼吸，气流冲击硬腭会使硬腭变形、高拱，久而久之，面部的发育会变形，出现上唇短厚翘起、下颌骨下垂、鼻唇沟消失、硬腭高拱、牙齿排列不整齐、上切牙凸出、咬合不良、鼻中隔扁曲等，面部肌肉不易活动，缺乏表情，使儿童长得很像是猪八戒或丑小鸭，医学上称之为"腺样体面容"。

第6章

人体内的"双簧管"——喉

　　如果我问你：我们平时是用什么说话的？你会如何回答？嘴？舌头？或是其他什么？

　　其实上面的答案都不算错，但它们都不是最主要的发音器官。发音是一个复杂的生理功能，需要多个器官协同工作才能实现。首先，空气通过鼻、咽、喉、气管被吸入肺内；其次，在膈肌及其他呼吸肌的控制下，空气以预想的流量、流速被呼出；在通过喉的时候，气流按照预先设定的紧张度、长度和开合程度拉紧声带，声带如同双簧管的簧片一样振动便发出了"原初"的声音，这一"原初"的声音经过舌、软腭、齿、颊、唇的运动，鼻腔、咽腔，甚至包括颅腔、胸腔，乃至腹腔的整个共鸣腔的放大及"美化"，变得丰满圆润，成为动听的人声。

　　由于我们的发音器呈管状，可以想象，我们的发音器官就像是一个任何一种现有乐器都无法比拟的、无比精巧的"双簧管"，只是它比双簧管有着更为精巧的"簧片"、更完美的共鸣腔。位于喉部的声带就好比这个"双簧管"的"簧片"，是发音过程中的关键结构。不同的是，双簧管是靠音键调节音色，而我们的发音器则是直接调节"簧片"的紧张度和开合程度。

　　那么，就让我们对这个人体内独特的"双簧管"一探究竟吧。

"双簧管"的支架——喉软骨及连接

喉是一个构造复杂的管状器官，由软骨和喉肌构成，既是呼吸的管道，又是发音的器官。其上界是会厌上缘，下界达环状软骨下缘，借喉口通喉咽部的后部，以环气管韧带连接气管。

喉软骨的构成

支架结构撑起"双簧管"的管腔，保证了气流的畅通，在发声中可谓功不可没。喉的支架由三个不成对软骨——甲状软骨、环状软骨和会厌软骨，以及成对的杓状软骨等构成。

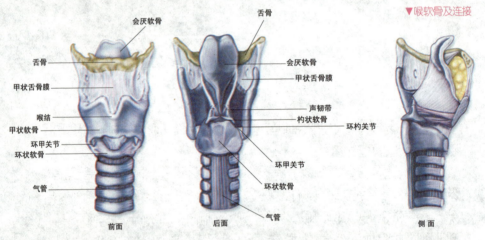

▼喉软骨及连接

会厌软骨
舌骨
甲状舌骨膜
喉结
甲状软骨
环甲关节
环状软骨
气管
前面

舌骨
会厌软骨
甲状舌骨膜
声韧带
杓状软骨
环甲关节
环状软骨
气管
后面

环杓关节
侧面

甲状软骨

甲状软骨是喉支架中最大的一块软骨，形状如同竖立的、向后半开的书，两侧为左右对称的四边形软骨板，如同书的左右两页，软骨板在颈前正中线相接形成一定的角度，如同书脊，称为前角。男性夹角较小且上端向前凸出，称为喉结，女性近似钝角，喉结不明显。前角的内面有声韧带附着。喉结上缘正中有一"V"形凹陷，称甲状软骨上切迹，为识别颈正中线的标志。两侧甲状软骨板后缘向上、下发出小柱状凸起，分别称为上角和下角，上角较长，借韧带与舌骨大角相连；下角较短，与环状软骨形成环甲关节。

环状软骨

环状软骨是喉与气管软骨环中唯一完整的环形软骨，是喉支架的基础，对喉腔通畅、保证呼吸甚为重要。若此处损伤，常可引起喉区狭窄，导致呼吸困难，进而危及生命。

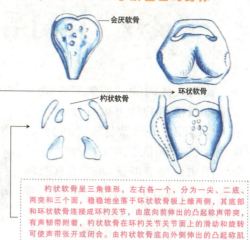

环状软骨位于甲状软骨之下，下接气管，前部较窄，称环状软骨弓，后部向上延展，较宽阔，称环状软骨板。在板的上缘两侧各有一个与杓状软骨形成环杓关节的关节面，在弓与板的交界处有甲关节面，与甲状软骨构成环甲关节。这两个关节面及两个关节对于声门的开合、声带的松紧具有重要意义

会厌软骨

会厌软骨扁平如叶状，上缘游离呈弧形，茎在下端，附着于甲状软骨前角的内面。会厌软骨被覆黏膜称会厌，是喉口的活瓣。当我们吞咽时，喉随咽上提并前移，会厌则封闭喉口，阻止食团入喉，呛入气管，从而起到引导食团入咽进入食管的作用。

杓状软骨呈三角锥形，左右各一个，分为一尖、二底、两突和三个面，稳稳地坐落于环状软骨板上缘两侧，其底部和环状软骨连接成环杓关节，由底向前伸出的凸起称声带突，有声韧带附着，杓状软骨在环杓关节关节面上的滑动和旋转可使声带张开或闭合。由杓状软骨底向外侧伸出的凸起称肌突，喉肌大都附着于此

杓状软骨

别看杓状软骨很小，它的地位可是举足轻重的，因为发音的关键结构——声带就在它与甲状软骨前角之间。上述的喉软骨以关节和韧带及膜的形式相互连接，形成坚固而灵活的发音器，并形成了"双簧管"的关键性结构——"簧片"，即声带。

喉软骨上的连接结构

甲状舌骨膜

甲状舌骨膜为连接于舌骨与甲状软骨上缘之间的结缔组织膜，其中部及两侧增厚，分别称为甲状舌骨正中韧带和甲状舌骨外侧韧带。

▲甲状舌骨膜

喉弹性膜

在喉软骨构成的支架结构内，左右各有一张宽阔的弹性组织膜，即喉弹性膜。喉弹性膜又被喉室分为上部的方形膜和下部的弹性圆锥，在这个结构中就隐藏了我们"双簧管"的"簧片"——声带。

环甲关节

甲状软骨下角内侧面与环状软骨后外侧面的小凹形成环甲关节。以环甲关节为支点，以甲状软骨下角为支脚，在后面要讲到的"簧片"控制系统中的环甲肌牵引下，甲状软骨就可在前后位上做前倾和复位运动。当它前倾时，自然拉紧甲状软骨前角与杓状软骨声带突之间的"簧片"——声带；当它复位时，便使声带松弛。

环杓关节

我们前面说过，杓状软骨是"稳稳地坐落于环状软骨板上缘两侧，其底部和环状软骨连接成环杓关节"。这个"骑在"环状软骨上的杓状软骨可以沿垂直轴向内、外侧旋转。当它内旋时，声带突相互靠近，两条"簧片"便随之相互靠近，使声门缩小；当它外旋时则作用相反，开大声门。

"簧片"控制系统——喉内肌

我们人体内的"双簧管"的一个独特而精巧的地方就在于：它有一个可以调节的"簧片"，使它具有其他乐器所无法比拟的发声优势。众所周知，关节的运动必须有肌肉的参与，我们的"簧片"调节同样不能例外。在喉内这样一个狭小的空间又有着怎样精巧的结构来控制如此精细的运动呢？

声带的运动不外乎四种：外展、内收、紧张及松弛。据此，我们把控制声带运动的肌肉也分为四种，即声带外展肌、声带内收肌、声带紧张肌、声带松弛肌。

◎声带外展肌为环杓后肌。它起于环状软骨板背面的浅凹，止于杓状软骨肌突的后面。当它收缩时，杓状软骨以环杓关节为支点向外旋转，使两侧声带突相互远离。声带随之外展，声门变大。

◎声带内收肌为环杓侧肌和杓肌。杓肌由横行和斜行的肌纤维组成（也称杓横肌和杓斜肌），环杓侧肌起于同侧环状软骨弓上缘，止于杓状软骨肌突前面，收缩时，牵引肌突向前内，使杓状软骨以环杓关节为支点向内旋转，使得两侧声带突相互靠近，声带随之内收，声门缩小。而杓肌附着于两侧杓状软骨上，收缩时，使两侧杓状软骨在环状软骨上滑动，从而相互靠近，两侧声带突相互靠近，声带内收，声门缩小。

◎声带紧张肌为环甲肌。它起于环状软骨弓前外侧，止于甲状软骨下缘，收缩时以环甲关节为支点，甲状软骨下缘和环状软骨弓之间距离缩短，使甲状软骨前缘和杓状软骨之间距离增加，从而拉紧声带。

◎声带松弛肌为甲杓肌。该肌起于甲状软骨前角后面，内侧部止于杓状软骨声带突，外侧部止于杓状软骨肌突，收缩时使杓状软骨向前滑动，声带松弛，因其外侧肌纤维止于肌突，同时兼有内收声带、关闭声门的功能。

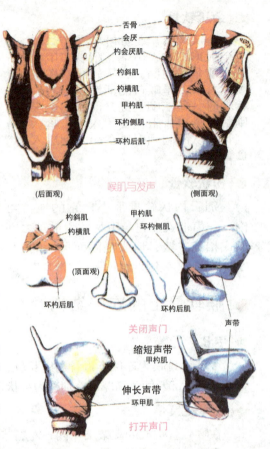

舌骨
会厌
杓会厌肌
杓斜肌
杓横肌
甲杓肌
环杓侧肌
环杓后肌
(后面观) **喉肌与发声** (侧面观)

杓斜肌
杓横肌
甲杓肌
环杓侧肌
(顶面观)
环杓后肌
环杓后肌
关闭声门
声带

缩短声带
甲杓肌

伸长声带
环甲肌
打开声门

"双簧管"的管腔——喉腔

因为有了一个复杂、精巧的"簧片"，我们身体的"双簧管"的"管腔"也变得远比真正的双簧管复杂起来。如果从上向下观察喉腔，我们可以看到喉口和声门，以及其内的前庭襞、声带等结构，在医学上可以通过间接喉镜或直接喉镜来检查。

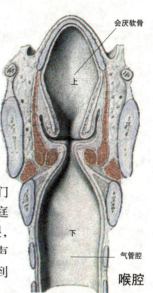

会厌软骨

上

下

气管腔

喉腔

喉口

喉口就是喉的入口。通过喉口向喉腔内看，我们可以看到两对突入喉腔内的黏膜皱襞。它们就是前庭襞和声带。两侧前庭襞之间的裂隙较宽，称为前庭裂，所以透过前庭裂，我们可以看到白色的声带以及两声带，之间较窄的声门裂。医生透过喉镜便可以观察到处于不同发声或呼吸状态下声带的状态。

喉前庭

前庭这个名词想必你已经多次听到了，喉前庭就好比喉腔的"庭院"，位于喉口与前庭襞之间，呈上宽下窄的漏斗状，会厌软骨的柄就附着在其前壁的中央。

▲如果把我们的"双簧管"纵向剖开，就可以看到喉腔内复杂的结构。我们的解剖学家把这个复杂的管腔分成了四个部分：喉口、喉前庭、喉中间腔和声门下腔

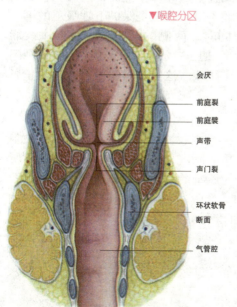

▼喉腔分区

会厌

前庭裂

前庭襞

声带

声门裂

环状软骨断面

气管腔

喉室

喉室是喉腔中声带与前庭襞之间的部位。喉室的"前门"就是前庭裂，"后门"就是声门裂，声门裂比前庭裂长而窄，是喉腔内最狭窄的地方。当我们屏气时，声门裂紧紧关闭，气流便被阻断。

声门下腔

穿过"后门"——声门裂，便来到了喉腔的"后院"——声门下腔，其位于声带与环状软骨的下缘。再向下便是我们的下一站——下呼吸道的气管了。

"双簧管"的四大功能

其实，我们的"双簧管"——喉，除能发音外，还有多种重要功能。

呼吸功能

喉是呼吸通道的重要组成部分，呼吸气流必然要通过喉进入气管。喉的声门裂是呼吸通道的最狭窄处，我们身体的"中央处理器"（中枢神经系统）通过铺设到喉的"电缆"（喉神经）调节"簧片"控制系统（喉内肌）的运动，从而控制声带运动，调节声门裂大小。当我们运动时，声带外展，声门裂开大，吸入更多空气；安静时，所吸入的空气减少，声门裂随之变小。

发音功能

我们已经认识了发音的关键结构——声带，也简述了喉发音的基本过程，由此可见，喉是人体发音器官的重要组成部分。

保护下呼吸道功能

我们把手放在颈部前面，做个吞咽动作，一定会感到整个喉部都在上提，这时，会厌向后下盖住喉入口，这就是保护下呼吸道的第一道防线；同时，两侧的前庭襞内收向中线靠拢，此为第二道防线；而声带也会内收，声门闭合，形成第三道防线。这三道防线可有效地防止异物进入下呼吸道。

屏气功能

吸气之后，声带内收，声门紧闭，此时气流被阻断，呼吸暂停，胸腔固定，这个过程就是我们通常所说的屏气。然后，胸廓的肌肉和腹肌收缩，增加胸腔和腹腔内的压力，最后，声门快速开放，气流快速冲出声门。声门紧闭时间随需要而定，咳嗽时，声门紧闭时间短；排便、分娩、举重物时，声门紧闭时间长。

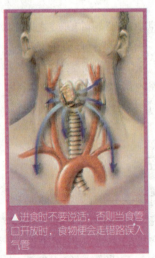

▲进食时不要说话，否则当食管口开放时，食物便会走错路误入气管

"双簧管"常出的故障

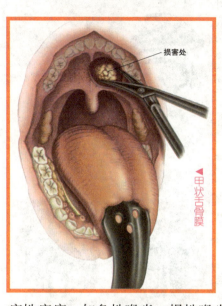

损害处

▲甲状舌骨膜

声音嘶哑

如果双簧管的簧片坏掉了，吹出来的音乐就会走调，同样，如果我们的声带出了问题，就会声音嘶哑，甚至失声。

◆ 原因

◎支配声带运动的神经受损。支配声带运动的神经为迷走神经的两条分支：喉上神经和喉返神经。如果手术、外伤或肿瘤使这两条神经中的任意一条损伤，都可能造成声音嘶哑。

◎喉部本身的病变。喉部疾病在影响声带时均可发生声音嘶哑。原因很多，常见的有：先天性畸形；喉炎症性疾病，如急性喉炎、慢性喉炎、喉结核、白喉等；声带息肉、小结、囊肿；喉部肿瘤；喉部外伤；等等。

如果你发现自己的声音出现了异常的嘶哑，一定要及时就医，查明病因并进行针对性治疗。

急性会厌炎——危及生命的杀手

看到这个题目会不会感到有些惊讶？小小的会厌发生疾病竟然会危及生命？

急性会厌炎是一种严重感染症，这并非危言耸听！原来，会厌位于喉口处，如果发生高度肿胀就会阻塞喉口，引起喉阻塞，导致人窒息死亡。

急性会厌炎起病很急，会出现怕冷、发热的症状，体温多为38~39℃，如果是老人或儿童，则症状更重；同时，会有剧烈的咽喉痛，吞咽时会更加疼痛，甚至唾液也难以咽下；讲话时含糊不清，由于声带多半不会受累及，因此很少有声音嘶哑的现象；如果会厌高度肿胀，人会感到吸气困难，甚至出现窒息。因为该病危急，一旦出现类似的症状，一定不能忽视，千万要及时就医。

声带息肉、声带小结

声带也是会疲劳、会生病的，如果长期用声过度或用声不当，声带上便可能长出小结或息肉。声带前 2/3 是膜部，后 1/3 是软骨部（杓状软骨），膜部的中点即声带的前、中 1/3 交界处在发声时振幅最大，所以这里最容易长出小结或息肉。声带不能正常工作，自然会出现声音嘶哑。

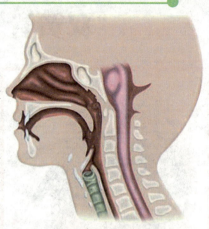

小心喉异物

还记得呼吸道最狭窄的地方是哪里吗？对了，是声门裂。这里是呼吸道的"咽喉要道"，一旦异物嵌顿，就会立即引起呼吸困难，抢救不及时会很快使人窒息死亡。

我们讲过，喉有三道防线：会厌、前庭襞和声门。我们还讲过，口含异物或进食时，不要大声说话或哭笑，这样可能使三道防线不能及时关闭，从而使异物进入喉腔或气管。

如果不慎有异物进入喉内，一定要马上前往医院进行抢救。

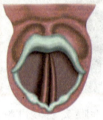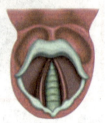

▲早期的声带小结只要通过禁声，让声带充分休息便可自行消失，而声带息肉不会自行消失。对于声带息肉和不能自行消失的声带小结，应及时求助医生进行切除

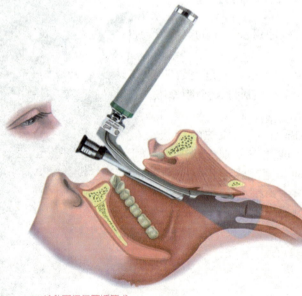

▲抢救可行气管插管术

发声的性别差异

我们都知道，男声和女声是极不相同的，男声浑厚、低沉，女声激越、嘹亮。其实，这是由解剖结构及生理功能的差异决定的。我们知道，声带是连接于甲状软骨前角后面与杓状软骨声带突之间的弹性组织。男性的甲状软骨左右板夹角较小，形成锐角形的前角，而女性则近似钝角，加之男性前角上部前突，形成明显的喉结，从而造成了男性声带比女性长的差异。

根据物理学及音乐知识可以知道，较长的声带振动时产生的音频较低，反之，较短的声带振动时产生的音频较高。这就造成了发声的性别差异。

第7章

人体内的"气体交换机"——呼吸系统

人体在生命活动中需不停地消耗能量，而能量来源于机体细胞的新陈代谢。细胞在新陈代谢产生能量的过程中有两大条件：能量物质和氧。能量物质来自需消化系统的吸收，而细胞在新陈代谢过程中不断消耗的氧及产生的二氧化碳则需要呼吸系统来吸入和排出。

在生理学中，呼吸是指机体与外界环境之间进行的氧和二氧化碳的交换过程。单细胞生物（如细菌）可借助气体扩散直接从外界环境摄取氧，并把二氧化碳排到外界环境中。冬眠的青蛙也可通过流经皮肤毛细血管的血液与外界环境进行气体交换，而高等动物和人的结构复杂，体内的细胞不可能直接与外界环境进行气体交换。所以人体的气体交换系统——呼吸系统是人体新陈代谢的基础。呼吸过程中的任何一个环节出现障碍，均可影响细胞新陈代谢和其他生理功能。呼吸一旦停止，生命也将随之终止。

呼吸系统的结构

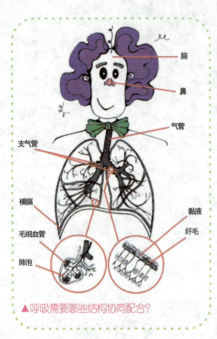

脑
鼻
气管
支气管
横膈
毛细血管
肺泡
黏液
纤毛

▲呼吸需要哪些结构协同配合?

人的呼吸系统包括呼吸道和肺。呼吸道分鼻、咽、喉、气管、支气管等，鼻是呼吸系统的起始部分；咽（口咽和喉咽）是呼吸系统和消化系统的共同通道；喉不仅是呼吸通道，还是发音器官；气管和主支气管输送气体；肺由肺泡及肺内各级支气管组成，是容纳气体和进行气体交换的器官。

● 呼吸道

我们通常把鼻、咽、喉称为上呼吸道，把气管、支气管及其在肺内各级支气管称为下呼吸道。上呼吸道的知识我们已在前面介绍过，这里我们重点介绍人体下呼吸道的气管和支气管的结构。气管和支气管的结构外观看起来像一棵倒立的"树"。

◆ "树"的主干——气管和主支气管

主支气管是指由气管分出后分为的左、右主支气管，其斜行向外下，进入肺门。左、右主支气管之间在下方形成夹角，一般女性稍大于男性。右主支气管短粗，走行较为陡直，约在平第5胸椎高度处经肺门入右肺，右肺通气量较大，所以经气管堕入的异物多进入右侧。左主支气管细长，约在平第6胸椎高度处经肺门入左肺。

▼呼吸系统组成结构示意图

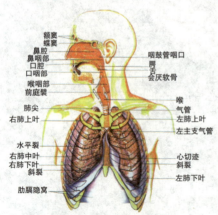

额窦
蝶窦
鼻腔
鼻咽部
口腔
口咽部
喉咽部
前庭襞
肺尖
右肺上叶
水平裂
右肺中叶
右肺下叶
斜裂
肋膈隐窝

咽鼓管咽口
腭
会厌软骨
喉
气管
左肺上叶
左主支气管
心切迹
斜裂
左肺下叶

外呼吸与内呼吸

呼吸是指机体与外界环境之间进行的氧气和二氧化碳的气体交换过程。人的整个呼吸过程包括肺与外界气体的交换（肺通气）、肺泡与血液之间的气体交换（肺换气）、气体在血液中的运输、血液与组织细胞之间的气体交换（组织换气），以及组织呼吸等几个相互联系的环节。由此可知，组织呼吸主要是指在细胞内进行的，营养物质生物氧化过程中氧的利用和二氧化碳的生成过程，也称为内呼吸。区别于内呼吸，生理学上又将肺通气和肺换气合称为外呼吸。我们通常所称的"呼吸"一般指外呼吸，由人体的呼吸系统完成。

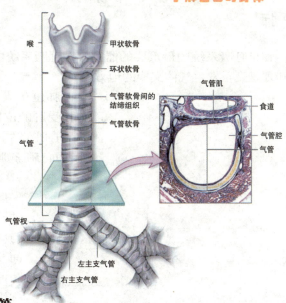

▶成人气管长 10 厘米至 13 厘米，是由 15 个至 20 个 "C" 形气管软骨环作支架，借结缔组织相连而成的管道。软骨环具有支架作用，有弹性，使管腔保持开放状态，以维持呼吸功能的正常进行。在主支气管进入肺结构后，逐渐依次分支出下一级的支气管，故主支气管为一级支气管，向下分为肺叶支气管——二级支气管，再向下分为肺段支气管——三级支气管。这样全部各级支气管如此繁复，形成"树枝"，就和气管一起构成了一棵倒立的"树"

喉
甲状软骨
环状软骨
气管肌
食道
气管软骨间的结缔组织
气管软骨
气管腔
气管
气管权
左主支气管
右主支气管

◆| "树"的分支——支气管

下面，我们再来看看"树"的细部结构。

呼吸道管壁结构由内向外分三层，即黏膜、黏膜下层、外膜。黏膜内含丰富的弹性纤维、淋巴组织和浆细胞；黏膜下层内有血管、淋巴管、神经及大量的气管腺；外膜由软骨和结缔组织构成，软骨构成管壁的支架，保持气道通畅。

在呼吸道黏膜的上皮细胞间隙中有杯状细胞分泌黏液；黏膜下层中有黏液腺分泌黏液和浆液。呼吸道黏膜的每个上皮细胞都约有 200 根条纤毛，经常进行规则而协同的摆动：向咽部方向摆动时，坚挺有力而快速；向相反方向摆动时；弯曲柔软而缓慢。这样，纤毛顶部的黏膜层连同黏着的异物颗粒，都朝咽部推移，后经口吐出，或被咽下。呼吸道黏膜下层含有丰富的传入神经末梢，能够感受机械的或化学的刺激，从而引起喷嚏和咳嗽等反射，并通过高速的气流把呼吸道的异物排出口鼻。

什么是咳嗽反射

咳嗽是一种保护性呼吸道反射，是呼吸道受到刺激（如炎症、异物）后，发出"信号"传入延髓咳嗽中枢引起的一种生理反射，可以排出呼吸道分泌物或异物，保护呼吸道的清洁和通畅。因此，咳嗽一般是一种对健康有益的动作。

在一般情况下，轻度而不频繁的咳嗽，无须用镇咳药，只要将痰液或异物排出，就可自然缓解。但是；那些无痰而剧烈的干咳，或有痰而过于频繁的剧咳，不仅会影响患者的休息和睡眠，增加体力消耗，甚至会加剧病症的发展，产生其他并发症，这时就必须适当地用镇咳药，以缓解咳嗽。

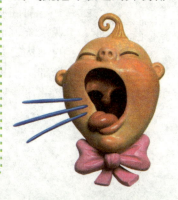

肺

肺是呼吸系统中最重要的器官。在呼吸系统中，呼吸道主要是输送气体，而肺则是真正发生气体交换的地方。

肺位于人体的胸腔内，左右各一个。右肺受肝的位置影响，较左肺短而宽，左肺受心脏偏左的位置影响，形扁窄而略长。肺表面有脏胸膜覆盖，光滑润泽。

肺呈圆锥形，具有一尖、一底、三面和三个缘。肺尖呈钝圆形，与胸膜顶相贴。肺底与膈相接，故又称膈面。外侧面与肋和肋间隙贴近，故又称肋面。内侧面向着纵隔，故又称纵隔面，肺的内侧面中间有椭圆形的凹陷处称为肺门，是主支气管、肺动脉、肺静脉，以及支气管动静脉、淋巴管和神经进出肺的地方。这些出入肺门的结构，由结缔组织包绕在一起，称为肺根，其附近有几个支气管肺门淋巴结。肺的前缘锐薄，右肺前缘接近垂直，左肺前缘下有凹陷，为左肺心切迹。左肺有上、下两叶，右肺有上、中、下三叶。肺的位置可随呼吸而上下移动。

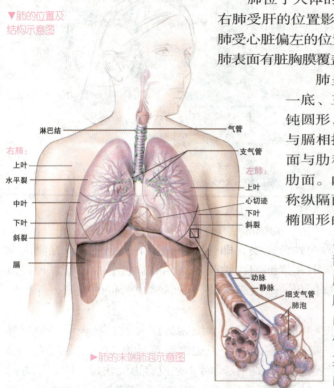

▼肺的位置及结构示意图

淋巴结　气管
右肺：　支气管
上叶　左肺：
水平裂　上叶
中叶　心切迹
下叶　下叶
斜裂　斜裂
膈

▶肺的末端肺泡示意图

动脉
静脉
细支气管
肺泡

◆ 肺的组织结构

前面我们已经介绍肺在人体中的位置和外观系统，而肺的内部结构是怎样的呢？了解肺的结构，是理解肺作为"气体交换机"工作的基础。根据肺的功能，肺的组织结构可分为导气部和呼吸部。

肺的形态与法医鉴定

新生儿的肺呈淡红色，随年龄增长，由于吸入空气中尘埃的沉积，颜色逐渐变灰变暗，呈蓝黑色。长期吸烟者肺的颜色暗黑。吸烟会影响肺的结构和功能，影响身体健康。胎儿和未曾呼吸过的新生儿的肺内不含空气，比重大（1.045~1.056），可沉于水底。呼吸者因肺内含空气，比重小（0.345~0.746），能浮出水面。这在法医鉴定上有重要价值。

肺的导气部

　　肺内支气管反复分支为终末细支气管等。终末细支气管（管径在0.35毫米至0.5毫米），只输送气体而无气体交换作用，故称为肺的导气部。它们的结构基本上与肺外支气管相似。但随着支气管的反复分支，管径变小，管壁变薄，壁的结构也发生相应的变化。

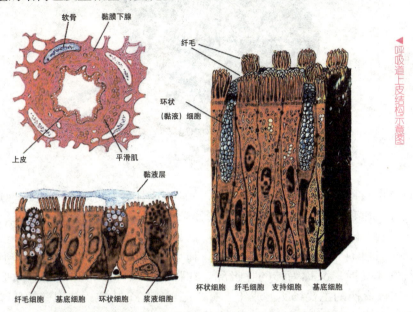

软骨　　黏膜下腺

纤毛

环状（黏液）细胞

上皮　　平滑肌

黏液层

纤毛细胞　基底细胞　环状细胞　浆液细胞

杯状细胞　纤毛细胞　支持细胞　基底细胞

▲呼吸道上皮结构示意图

◎上皮由假复层纤毛柱状上皮逐渐变为单层纤毛柱状上皮。

◎不规则软骨碎片、腺体、杯状细胞逐渐减少乃至消失。

◎平滑肌逐渐形成连续的环行层，并随管径变细，在比例上相对增多。细支气管至终末细支气管的环行平滑肌，在植物性神经的支配下收缩或舒张，可调节进入肺泡的气流量。正常情况下，吸气时，平滑肌松弛，管腔扩大；呼气时，平滑肌收缩，管腔变小。在病理情况下，平滑肌发生痉挛性收缩，以致呼吸困难，为支气管哮喘。

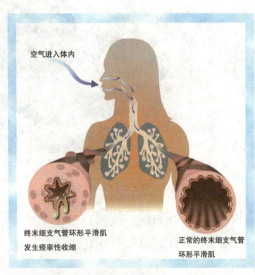

空气进入体内

终末细支气管环形平滑肌发生痉挛性收缩

正常的终末细支气管环形平滑肌

▲肺内终末细支气管的环形平滑肌

肺的呼吸部

肺的呼吸部主要由细支气管的再分支呼吸性细支气管、肺泡管，以及终末端肺泡管和肺泡组成。

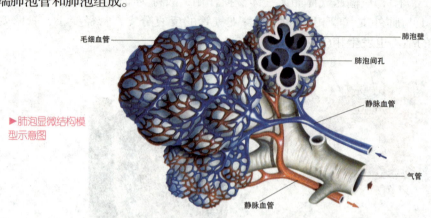

▶肺泡显微结构模型示意图

这样的逐级分支使管壁越变越薄，如肺泡壁仅为一层扁平上皮。呼吸性细支气管、肺泡管、肺泡囊和分支末端肺泡组成一个肺小叶。肺小叶是组成肺的基本结构单位。

每个肺叶有 50 个至 80 个肺小叶。肺小叶从呼吸性细支气管到肺泡，均能进行气体交换，又称为肺的呼吸部。在肺的呼吸部中，肺泡是半球形的囊泡，是气体交换的主要场所。成年人有 3 亿至 4 亿个肺泡，肺泡壁的总面积约为 100 平方米。

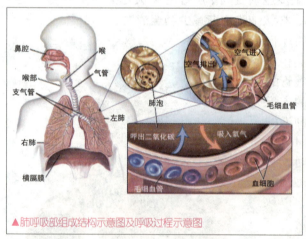

▲肺呼吸部组成结构示意图及呼吸过程示意图

肺泡壁由肺泡膜与毛细血管网组成。相邻两肺泡之间的组织称肺泡膈。肺泡膈中含有弹力纤维、网状纤维和胶原纤维等结缔组织成分，还含有吞噬细胞、白细胞和丰富的毛细血管网等。弹力纤维能使吸气后扩张的肺泡回缩，吞噬细胞和白细胞有吞噬细菌、异物等防御功能。肺泡上皮外面和毛细血管壁外面各有一层基膜，肺泡与毛细血管间的气体交换必须透过由肺泡上皮、上皮基膜、血管内皮基膜和内皮细胞四层结构组成的薄膜层，此薄膜层为气血屏障，也称呼吸膜。

呼吸系统的功能

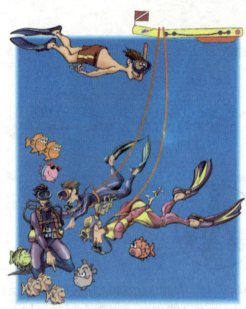

呼吸系统要完成气体交换的功能需完成两个过程：肺与外界气体的交换——肺通气；肺泡内气体与血液中气体的交换——肺换气。

肺通气

实现肺通气的器官包括呼吸道、呼吸肌和胸廓等。呼吸道是连接肺泡与外界的通道，同时还具有调节气道阻力、加温、加湿、过滤和清洁吸入气体，以及引起防御反射（如咳嗽反射和喷嚏反射）等作用；而节律性呼吸运动则是实现肺通气的原动力。

气体是如何进出肺而完成肺通气的呢？是用鼻子用力吸气、呼气吗？其实，它是靠着改变胸腔内的气压，使气流自然进出的。

▲呼吸运动有胸式呼吸和腹式呼吸两种，若你想在水中自由呼吸，就要借助氧气瓶了

肺换气

从肺的结构组织介绍中我们已得知，肺泡壁上密布着微血管网。空气在肺泡内与血液进行气体交换主要靠扩散作用机制。肺泡壁上的微血管中，血液的二氧化碳浓度比空气高，所以二氧化碳会从血液扩散进入肺泡。氧气浓度则刚好相反，肺微血管中血液氧气浓度比肺泡中的空气低，所以氧气会从肺泡扩散进入血液。科学家估计，人类肺泡的表面积大约是皮肤面积的50倍，因此肺泡可以有效率地进行气体交换。

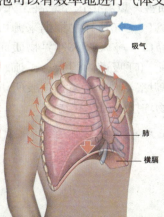

▶调控肌肉收缩，使横膈下降、肋骨上提，密闭胸腔体积变大，此时，肺内气压变小，空气自鼻腔流入肺，即所谓的吸气

吸气

肺

横膈

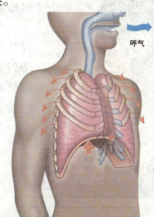

呼气

◀当肌肉放松时，横膈及肋骨返回原位，密闭胸腔体积变大，胸腔内气压变大，压缩肺使肺内气体排出，即所谓的呼气

正确使用你的呼吸道

体育运动对呼吸系统的影响

体育运动对呼吸系统的影响是多方面的，科学适宜的运动对呼吸系统有益。

运动可以使呼吸肌逐渐发达且力量增强。由于膈肌的收缩和放松能力提高，肺活量随之增大，特别是游泳和划船等项目的运动员肺活量增大得尤为显著。

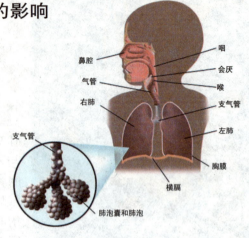

随着训练水平的提高，肺通气量相应增大，这样便促进了肺的良好发育，使肺泡的弹性和通透性加大，更有利于进行气体交换；组织对氧的利用率也可能提高，表现为呼吸差加大（呼吸差即深吸气时与深呼气时的胸围之差），安静时呼吸频率缓慢。同时，呼吸与运动的协调配合较好，能够适应和满足较强烈的运动对呼吸系统的要求。

但是，随着运动强度的增加，呼吸膜厚度有从正常到增厚，再到变薄，最后甚至破裂的可能。如果出现炎症，呼吸道会出现一系列变化，使呼吸膜呼吸作用减弱。

小心气管、支气管异物

气管与支气管异物多发生于5岁以下的儿童，偶见于成人，若不及时发现并处理可造成严重后果。因异物性质和所致呼吸道阻塞的程度不同，导致的后果也有所不同：轻者造成气管、支气管和肺部损害，重者很快窒息甚至死亡。

气管、支气管异物根据来源可分为外源性异物（经口、鼻误吸入外界物质而致病）和内源性异物（呼吸道内假膜、干痂、血凝块、干酪样物等堵塞）两大类。一般所讲的气管、支气管异物均指外源性异物。

◀经常进行体育锻炼的人，呼吸器官的构造和机能都会发生良好的变化，主要会使骨性胸廓发达，胸围加大，既增加了从肺内向外排气的量，又为肺内提供了较多的气体空间

发生气管、支气管异物后往往有较明显的不适。但由于儿童尚不能清楚地表达，家长、老师或其他看护者一定要学会从他们的表现中及早发现问题，以免延误医治造成危险。

类型	气管异物	支气管异物
表现	异物进入气管后，立即发生剧烈呛咳，面红耳赤，并有憋气、呼吸不畅、面色青紫状况出现；阵发性咳嗽；严重者呼吸困难甚至窒息	早期表现与气管异物相似。当异物进入支气管后依其大小、种类和位置的不同而症状各异。在支气管内，其活动减少，咳嗽症状略减轻；当异物活动时，则有痉挛性高声咳嗽，如为植物性异物，支气管炎症多较明显，常有发热、咳嗽、多痰等症状
诱发原因	❶儿童磨牙尚未发育成熟，不能将花生米、瓜子、豆类等硬物嚼碎，加之咳嗽反射功能不甚健全，当进食上述食物时，嬉笑、哭闹、跌倒易将食物吸入呼吸道，是儿童气管、支气管异物最常见的原因 ❷异物如花生米、瓜子、豆类、针、钉、笔帽及小橡皮盖等体积小、表面光滑，具有易吸入呼吸道的条件。滑润的食物，如果冻、海螺，用力吸食也会误入呼吸道 ❸全麻或昏迷病人咽反射消失，未取下的义齿或呕吐物易被误吸入呼吸道 ❹不适当的救治措施，如用手指伸入口内或咽部企图挖出异物，或钳取异物不适当，咽、喉滴药时针头脱落，有可能将其吸入呼吸道内 ❺不良习惯，如在工作时习惯将针、钉及扣子等含于口中，偶有不慎或突然说话，即可将其吸入呼吸道内	
处理方法	及时发现，及时就医，及时取出	
预防措施	避免给5岁以下儿童吃花生、瓜子、豆类等带硬壳的食物 避免给5岁以下儿童玩能够进入口中、鼻孔的小玩具 进食时不可嬉笑、哭闹、打骂，以免深吸气时将异物吸入呼吸道 不要口中含物玩耍。如发现，应婉言劝说，使其吐出；不能用手指强行挖取，以免引起哭闹，将异物吸入呼吸道（也不可用大块食物咽压） 成人要重视孩子口中含物写作业的不良习惯，并及时叫其改正	

常见的外源性异物主要包括以下几种
①植物性异物，如花生米、西瓜子、葵花子、南瓜子、黄豆、玉米粒等
②动物性异物，如鱼刺、虾、肉骨、蛋壳等
③化学性异物，如注射针头、小橡皮塞、假牙、笔帽、塑料玩具等
④金属性异物，如螺丝钉、硬币、大头针、图钉等
当儿童接触这些东西时，一定要多加注意

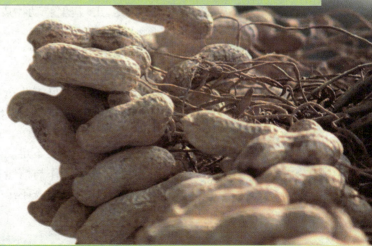

有效预防支气管哮喘

支气管哮喘是过敏引起的一种支气管反应性增高疾病，通过神经体液导致气道可逆性痉挛狭窄。哮喘是一种常见的呼吸道疾病。据统计，全球约有 3 亿患者，我国约有两千万患者，约半数哮喘患者在 12 岁以前发病，哮喘严重危害着人类的健康。

哮喘发生的原因

很多人都知道哮喘有过变应，可以遗传，但哮喘发生的具体原因大家可能还需进一步了解。其原因主要有以下几种。

◎过敏性哮喘有遗传性，其遗传度为 70%~80%，此遗传因素只是决定这些人容易患哮喘病，而后天的各种因素才是最重要的病因。

◎某些过敏体质的人吸入过变应，如花粉、尘螨、真菌孢子等，进食鱼、虾、蛤、牛奶、蛋类，接触某些药物如青霉素等，可引起哮喘。

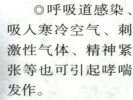

◎呼吸道感染、吸入寒冷空气、刺激性气体、精神紧张等也可引起哮喘发作。

◎职业接触动植物或化学性粉尘如棉絮、谷类、蘑菇尘、动物皮毛、农药、塑料、油漆、化工原料等可致哮喘发作。

◎药物引起哮喘发作，见于阿司匹林、细菌疫苗、抗毒血清、普萘洛尔等。

◎运动后哮喘多见于儿童及青少年，在剧烈运动停止后 2 分钟至 5 分钟，发生且持续数十分钟至 1 小时。原因可能与吸入冷空气有关，或者是运动后体内二氧化碳呼出过多，氧气相对不足。

◎有的人哮喘发作与情绪有关，经条件反射突发突止。还有部分病人始终查不出引起哮喘的原因。

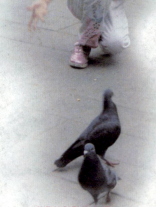

▲避免接触动物皮毛而导致哮喘发作

哮喘主要有哪些表现?

哮喘的表现有一定的特点，很多情况下医生根据表现就可以初步诊断，哮喘的典型症状为反复发作的喘息、气促、胸闷、咳嗽等，多在夜间或清晨发作。症状时隐时现，可持续几分钟或数天，症状可轻可重，严重时还有可能危及生命。

多数病人发病前常有明显的变应原接触史或感染史。发作前数秒钟到数分钟可有黏膜过敏症状，如鼻痒、眼睑痒、打喷嚏、流涕、流泪及干咳等。有不少支气管哮喘病人，在先兆期可预测到自己即将发病，若能及时注意防治，对于预防支气管哮喘是很有帮助的。

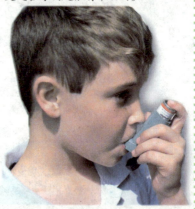

▲哮喘发作时，可使用哮喘喷雾剂来缓解病情

◆ 哮喘病的预防与治疗

哮喘容易反复发作，现在我们治疗哮喘的主要方法还是控制发作时的症状，尽量减少发作的次数，提高哮喘患者的生活质量，因为现在尚未找到根治哮喘的方法。现在有很多控制哮喘的药物已经得到很好的应用，患哮喘后如果能及时就诊，规律用药，就可以将哮喘的危害降到最低，甚至完全不影响正常生活。

很多情况下哮喘的发生是可以预防的，下面我们教你一些日常生活应注意的问题，来减少哮喘的发生，远离其危害。

◎加强体育锻炼，提高抗病能力，坚持跑步、打太极拳、练习气功等。从夏季开始用冷水擦身，开展耐寒锻炼，从头、面、四肢，逐渐擦遍全身，气温降低时水温可适当调整。

◎避免烟雾、粉尘、有害气体对呼吸道的刺激。

◎找出变应原，避免再次接触。对蛋类、牛奶、鱼虾等过敏的人，应少食或禁食。对花粉、油漆过敏者，应尽可能减少接触。

◎及时治疗过敏性鼻炎、荨麻疹、慢性咽喉炎等多种疾病，消除隐性病灶，预防哮喘发作。

◎烟、酒会诱发和加重哮喘发作，应坚决戒烟、忌酒。

◎寒冷季节应注意防寒保暖，同时避免过度劳累，做到劳逸结合，保证充足的睡眠。

◎宜食清淡、易消化的食物，忌食生、冷、海鲜等食物。

◎及时、正确地使用哮喘疫苗。于发病前开始，第一周皮下注射 0.1 毫升，以后每周递增 0.1 毫升，直至 0.5 毫升将其作为维持量，持续使用 1 年至 2 年。

哮喘患者在体育运动时应注意什么？

适当的体育活动，不但可增强患者的体质，还可减少哮喘的发作，对儿童身体的发育及正常心理人格的发展，都是不可缺少的。

◎准备工作：哮喘患者在运动前（尤其在剧烈的跑步之前）一定要做较久的热身运动（最好30分钟），步行或做体操至全身热起来或微微出汗，然后做慢跑、登楼式游泳等练习，结束时应做放松运动，使心率逐步恢复，或是运动前适当地使用支气管扩张剂，减少或减缓其发作的严重程度。

◎运动强度：哮喘患者的运动强度在开始时宜较低，以后酌量提高，可进行间歇性运动，运动强度应控制在运动时的最高心率为170减年龄的水平。主观感觉以稍有气急，尚能言谈为宜。有条件时做分级负荷运动试验测定最高心率，以最高心率的70%为运动心率，以后逐步提高到85%～90%，以不引起哮喘发作为度。

◎运动类型：哮喘患者应在医生的具体指导下选择，如慢跑、散步、打球、打太极拳、练气功、游泳等运动，宜在发作缓解期进行适当的耐力性运动练习，以改善有氧代谢能力。体力较差时做散步、太极拳等低强度的运动练习；体力较好时做较快的步行、慢跑、登楼、游泳等运动练习。

◎运动时间：每次锻炼持续30分钟至45分钟，体弱者可自15分钟开始，逐渐延长。易发生运动性哮喘者宜用间歇运动法，最好于运动前适当用药。

◎运动环境：运动时吸入冷而干燥的空气可加重支气管痉挛，吸入温暖潮湿的空气可减轻支气管痉挛。因此，运动最好在温暖湿润的环境中进行，温水游泳对哮喘患者特别适宜。

战胜肺结核

肺结核是一种常见的、由结核杆菌引起的、严重危害人类身心健康的慢性呼吸道传染病。结核杆功可以侵入任何器官引起病变，因为其繁殖需要氧气，所以肺部最易受结核菌感染。

肺结核是一个古老而迄今仍然在威胁人类健康的重大公共卫生问题。目前估计全球有20亿感染肺结核病菌的患者，虽然我国对肺结核病的控制已取得了很大成绩，但近年来其发病率仍有明显的上升趋势。战胜肺结核需要全社会共同努力。

肺结核的传播

肺结核是呼吸道传染病。结核杆菌会在活动性肺结核病人咳嗽、打喷嚏、大声说话时从呼吸道进出，漂浮在空气中，特别是有咳嗽症状的排菌肺结核病人，其传染性最大，是最主要的传染源。健康人吸入了漂浮在空气中的结核杆菌就有可能感染上肺结核病。

肺结核的治疗

肺结核是完全可以治愈的，关键是要正确对待并树立信心。

肺结核是慢性病，疗程较长，因此在治疗过程中一定要有恒心和信心；要听从专业结防医师的医嘱，定期复查配药，坚持规则服药并完成全疗程治疗。实践证明，只要坚持规范的治疗并完成全疗程，几乎所有的肺结核病人都可以治愈。

肺结核的预防

预防肺结核不仅是为自己的健康负责，更是为社会负责。在我国，肺结核的发病率较高，因此学习肺结核预防的知识就更为重要。

怎样发现肺结核？

肺结核主要有两方面的临床症状：呼吸系统症状有咳嗽、咳痰、咯血、胸痛、胸闷、气急等；全身症状有发热、消瘦、盗汗、乏力、食欲减退、月经不调等。但是，肺结核的症状并不是结核病所特有的，其他肺部疾病也会产生这些症状。

肺结核是一种常见的慢性病。症状大都由轻渐重，由不明显到明显，逐步发展。多数病人早期没有症状或症状轻微，不易引起重视，常被误认为是"感冒""气管炎"而耽误诊治。因此，如有上述症状，持续时间又超过2周至3周的，就该想到有肺结核的可能。

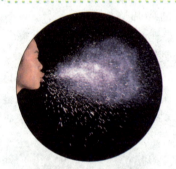

▲带菌的飞沫，是肺结核传播的主要途径

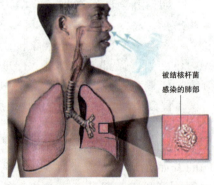

被结核杆菌感染的肺部

▲健康者有可能因为吸入带菌的飞沫而患肺结核

　　没有治疗过的肺结核病人是最危险的传染源，而肺结核病人一经接受药物治疗，其传染性可迅速降低。因此，搜寻、发现和及时治疗新发生的肺结核病人，是预防肺结核的头等重要工作。

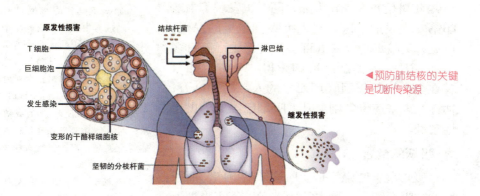

原发性损害

T细胞
巨细胞泡
发生感染
变形的干酪样细胞核
坚韧的分枝杆菌
结核杆菌
淋巴结
继发性损害

◀预防肺结核的关键是切断传染源

　　◎不随地吐痰。事情虽小，与预防肺结核病却关系极大。应该把痰吐在痰盂、痰盒或手帕里，对痰进行高温或药物消毒后，再倒进厕所里，这样就消除了痰的传染性。

　　◎儿童时期接种卡介苗，是预防结核病的有效手段。有效的卡介苗接种对人群的保护力可达 75％。按时进行卡介苗的复种，可以使免疫力强化。

　　◎养成良好的卫生习惯是预防结核病的有效方法。房间要经常通风换气，保持空气新鲜；注意劳逸结合，保证充足的营养和睡眠；适当地进行户外活动和体育锻炼，增强体质，提高抵抗力。此外，病人不要面对他人咳嗽、打喷嚏、大声说话，以免造成飞沫传染。

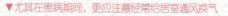

▼尤其在患病期间，更应注意经常给居室通风换气

　　◎在有开放性肺结核病人的家庭中，对 3 岁以下未接种过卡介苗和结核试验为阳性的婴幼儿，和 15 岁以下结核试验为强阳性的青少年，都应给予短期的预防性治疗。这样可以避免感染，避免发病。

　　◎与肺结核病人密切接触的家人（尤其是孩子）、邻居、同事等都极有可能受到传染。他们是结核病的高危人群，必要时应到专业结防机构接受相应的检查和预防性治疗。

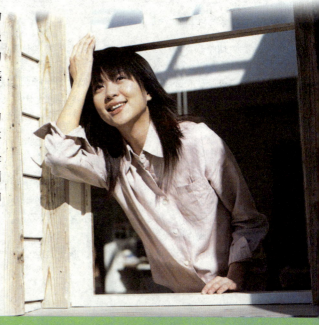

吸烟与呼吸道健康

在一个漫长的时间里，人类是不吸烟的。1492年哥伦布发现新大陆，同时也发现了当地印第安人吸烟，这是对人类吸烟最早的发现。可见人类吸烟距今有五百多年的历史。五百多年的岁月，人类已经被烟熏得"千疮百孔"，现在全世界每年因吸烟死亡的人数达300万，估计在未来还将急剧上升，吸烟已经成为世界性灾难。

◆ 吸烟的危害

吸烟危害健康已是众所周知的事实。而我们的呼吸系统成了最大的牺牲者，其实吸烟不仅仅是损害肺脏那么简单，其危害是多方面的、多部位的。

一个每天吸15支至20支香烟的人，其患肺癌、口腔癌或喉癌致死的概率要比不吸烟者高两倍以上，死于心脏病的概率也要比不吸烟者高两倍。吸烟可导致慢性支气管炎和肺气肿，而慢性肺部疾病本身，也增加了得肺炎及心脏病的风险，并且，吸烟也增加了患高血压的风险。

吸烟对青少年危害性更大。据医学研究表明，青少年正处于生长发育期，各生理系统、器官都尚未成熟，对外界环境中的有害因素的抵抗力较成人弱，易吸收毒物，损害身体的正常生长。

香烟中有哪些有害物质？

你知道吗？香烟燃烧时所产生的烟雾中至少含有两千余种有害成分，其中的促癌物有氰化物、邻甲基苯酚、苯酚等。它们具有多种生物学作用，会对呼吸道黏膜产生炎症刺激；对细胞产生毒性作用；使人产生成瘾作用；对人体具有致癌作用；对人体具有促癌作用；使红血球失去荷氧能力。

吸烟时，香烟烟雾大部分被吸入肺部，小部分与唾液一起进入消化道。烟雾中的有害物质部分停留在肺部，部分进入血液循环，流向全身。在致癌物和促癌物协同作用下，损伤正常细胞，可导致癌变。

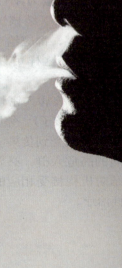

受吸烟损害的器官

吸烟除损害呼吸系统外，几乎对人体的其他器官都会或多或少造成损害。

❶吸烟促使血液形成凝块，降低人体对心脏病先兆的感应能力，与冠心病、高血压、猝死等疾病的发作有关。

❷吸烟诱发慢性支气管炎、肺气肿、慢性阻塞性肺疾病和肺癌等。

❸吸烟诱发消化性溃疡、胃炎、食管癌、结肠病变和胃癌。

❹吸烟增加脑出血、脑梗塞、蛛网膜下腔出血的危险。

❺过量吸烟可使糖尿病危险增加，易促发甲状腺疾病。

❻吸烟诱发唇癌、口腔癌、口腔白斑、白色念珠菌感染、口腔黏膜色素沉着、口腔异味等。

❼吸烟诱发中毒性视神经病变、视觉适应性减退、黄斑变性、白内障等。

◆ 关于戒烟

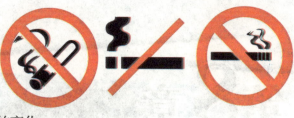

你知道吗，吸烟造成的损害是日积月累的，越早吸烟危害越大；越早戒烟受益越大。你在决定停止吸烟后的每一分钟、每一天、每一年都在获益。请看戒烟后身体的变化。

停止吸烟20分钟 停止污染空气，血压降至正常，脉率降至正常，手、脚的温度降至正常。

8小时 血中一氧化碳降含量至正常，血中氧水平增至正常。

24小时 心脏病发作的危险降低。

48小时 神经末梢的尼古丁消失，嗅觉及味觉增加。

72小时 支气管松弛使呼吸通畅，肺功能增加。

2周至3个月 循环改善，行走变得容易，肺功能增加30％。

3个月至9个月 咳嗽、鼻窦充血、疲乏、气短都减轻，肺内纤毛重新成长，痰液易排出，肺部清洁，减少感染的危险，身体活力增强。

1年 心脏病的死亡率只高于不吸烟者50％。

5年 心脏病的死亡率降至与不吸烟者相同，肺癌的死亡率只比不吸烟者高出不到50％。

10年 肺癌的死亡率降至几乎与不吸烟者相同，癌前期细胞恢复正常，其他癌的发生率（包括口腔癌、喉头癌、食管癌、膀胱癌、肾癌及胰腺癌）降低。

万事开头难，戒烟更是如此。不过，只要有决心和毅力，很多方法都可以尝试，戒烟并不是不可能完成的任务。

被动吸烟的危害

被动吸烟是指生活和工作在吸烟者周围的人们，不自觉地吸入烟雾尘粒和各种有毒物质。

▼吸烟不仅危害自己的健康，对身边人的健康也会造成极大的危害

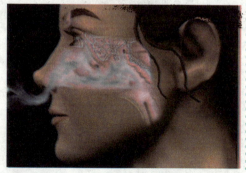

被动吸烟者所吸入的有害物质浓度并不比吸烟者低，吸烟者吐出的冷烟雾中，烟焦油含量比吸烟者吸入的热烟雾中的多1倍、苯并芘多2倍、一氧化碳多4倍。研究发现，经常在工作场所被动吸烟的妇女，其冠心病发病率高于工作场所没有或很少被动吸烟者。据国际性的抽样调查证实，吸烟致癌患者中的50％是被动吸烟者。流行病学者调查表明，吸烟者妻子的肺癌患病率为不吸烟者妻子的1.6倍至3.4倍。孕妇被动吸烟可影响胎儿的正常生长发育。有学者调查了5000多名孕妇后发现，当丈夫每天吸烟10支以上时，其胎儿产前死亡率增加65％；吸烟越多，死亡率越高。吸烟家庭儿童患呼吸道疾病的比不吸烟家庭多。

所以，吸烟不仅危害自己的健康，对自己身边人的健康也有极大的危害！

第8章

人体的第一道防线——皮肤

皮肤覆盖于体表，就像一件皮大衣，只不过它与我们接触十分紧密，在口、鼻、尿道口、肛门等处与体内各种管腔表面的黏膜互相移行，对维持人体内环境的稳定极其重要。

皮肤的结构

　　皮肤是人体的最大器官，总重量约占体重的 16％，成人的皮肤总面积约为 1.5 平方米。这是个极其重要的数据，因为医生在给病人计算药量的时候，最精确的算法是根据体表面积而不是根据体重。

　　皮肤如此柔软而致密地包裹在我们的体表上，看似薄薄的一层，却"力有千钧"。那么，皮肤到底具有怎样令它如此神奇的结构呢？

　　皮肤由表皮、真皮和皮下组织构成，其中含有血管、淋巴管、神经、肌肉及各种皮肤附属器，如毛发、皮脂腺、汗腺及指（趾）甲等。

▼皮肤附属器模式图

毛干　　毛孔
皮脂腺
表皮
真皮乳头
触觉小体
游离神经末梢
乳头层
真皮
网状层
皮下组织
立毛肌
毛囊
动脉
毛根
静脉
汗腺
环层小体
脂肪组织
感觉神经纤维

　　有趣的是，根据皮肤的结构特点，皮肤还可大致分为有毛的薄皮肤和无毛的厚皮肤两种类型，前者被覆身体大部分区域，后者分布于手脚的掌侧，能耐受较强的机械摩擦。

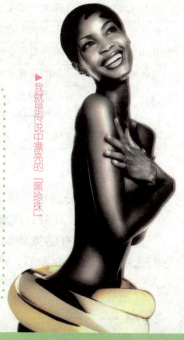

▶我就是传说中漂亮的「黑珍珠」

黑皮肤的秘密

　　有人经常抱怨：为什么我天生就这么黑？

　　其实皮肤的颜色与表皮中的黑素细胞有关，黑素细胞的数量与部位、年龄有关，而与肤色、人种、性别等无关。不同人种皮肤颜色的差异主要取决于黑素细胞里的黑素小体，它是合成黑素的场所。皮肤颜色深的人黑素细胞的数量未必比皮肤颜色浅的人多，但其黑素小体比较发达，能合成更多的黑素。这些黑素通过黑素细胞周围的树枝状凸起向附近10~36个角质形成的细胞提供黑素。黑素能遮挡和反射紫外线，保护真皮及深部组织免受辐射损伤。因此，非洲人天生的黑皮肤其实是为适应当地的自然条件而特制的一件"皮大衣"。

皮肤的功能

皮肤作为人体最大的器官，功能自然不可小觑。那么，它都有哪些重要的功能呢？

屏蔽功能

皮肤的屏蔽功能具有双向性：一方面，保护体内各种器官和组织免受外界有害因素的损伤；另一方面，防止体内水分、电解质及营养物质的丢失。

具体说来，包括以下四个方面。

◎ 物理防护，如摩擦、积压、牵拉及冲撞等。

◎ 化学性刺激的防护，如抗弱酸、弱碱等。

◎ 微生物的防御，如一些正常皮肤表面的寄生菌能产生脂脂酶，可将皮脂中的三酰甘油分解成游离脂肪酸，后者对葡萄球菌、链球菌等有抑制作用。

◎ 防止营养物质的丢失，正常情况下，成人每天经皮肤丢失的水分为240毫升至480毫升，但如果是皮肤大面积烧伤的病人，每天通过皮肤丢失的水分将增至10倍以上，同时也带走了大量的电解质和营养物质。

吸收功能

皮肤的吸收功能也是皮肤局部药物治疗的理论基础之一。

项目	皮肤的吸收能力
皮肤厚度	薄皮肤吸收功能强于厚皮肤
皮肤角质层水合程度	水合程度越高，皮肤的吸收能力越高
皮肤局部用药时	局部用药后用塑料薄膜封包，吸收能力可增加1 000倍
被吸收物的物理性质	脂溶性物质好于水溶性物质和气体
被吸收物的剂型	粉剂和水溶液中的药物很难吸收，霜剂可被少量吸收，软膏和硬膏可促进吸收，加入有机溶剂可显著加强脂溶性和水溶性药物的吸收
环境状况	温度高、湿度高时吸收能力提高

感觉功能

皮肤的感觉分为单一感觉，如痛、温、触、压觉；复合感觉，如湿、糙、硬、软、光滑等。此外，皮肤还有形体觉、两点辨别觉和定位觉等。

皮肤之所以有感觉功能，是因为皮肤内有感觉神经末梢和特殊感受器，它们受到外部各种刺激后，产生一种生物电，这种生物电沿相应的神经纤维传入大脑，经大脑综合分析后形成各种感觉。这是不是很像计算机呢？

分泌和排泄功能

皮肤上的小汗腺遍布全身，总数为 160 万 ~400 万个，其分泌受到体内外温度、精神因素和饮食等多方面的影响。外界温度超过 31℃、精神紧张或进食辛辣食物时可使汗液的分泌明显增加。

大汗腺仅分布于某些部位，如腋窝、乳晕、外生殖器区和肛门，不直接开孔于皮面而开口于毛囊内。

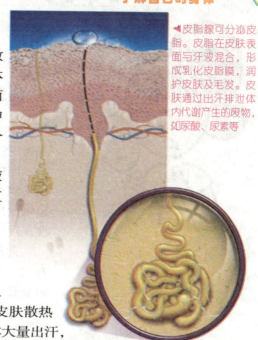

◀皮脂腺可分泌皮脂。皮脂在皮肤表面与汗液混合，形成乳化皮脂膜，润护皮肤及毛发。皮肤通过出汗排泄体内代谢产生的废物，如尿酸、尿素等

● 调节体温功能

当外界气温较高时，皮肤毛细血管网大量开放，体表血流量增多，皮肤散热增加，使体温不致过高。同时，人体大量出汗，汗液蒸发可带走身体的部分热量，起到降低体温的作用。

当外界气温较低时，皮肤毛细血管网部分关闭，部分血流不经体表，直接由动静脉吻合支进入静脉中，体表血流量减少，皮肤散热减少，保持体温。

● 免疫功能

皮肤的各种免疫分子和免疫细胞共同形成了一个复杂的网络系统，并与体内其他免疫系统相互作用，共同维持了皮肤微环境和机体内环境的稳定。

我们后面将会谈及的系统性红斑狼疮，其皮损症状就是自身免疫性疾病在皮肤上的表现。

什么是过敏体质?

通常，我们将容易发生过敏反应和过敏性疾病而又找不到发病原因的人，称为具有"过敏体质"的人。

具有"过敏体质"的人可发生各种不同的过敏反应及过敏性疾病，如有的患湿疹、荨麻疹，有的患过敏性哮喘，有的则对某些药物特别敏感，可发生药物性皮炎，甚至剥脱性皮炎。但是，偶尔对某种已知因素发生高反应性，不能称作"过敏体质"。

过敏体质与人体的免疫系统密切相关，例如，人体胃肠道具有多种消化酶，它们使进入胃肠道的蛋白质性食物完全分解后再被吸收入血，而某些"过敏体质"者缺乏消化酶，蛋白质未充分分解即吸收入血，异种蛋白进入体内引起胃肠道过敏反应。此类患者常同时缺乏分布于肠黏膜表面的保护性抗体——分泌型免疫球蛋白A，缺乏此类抗体可使肠道细菌在黏膜表面造成炎症，这样便加速了肠黏膜对异种蛋白的吸收，诱发胃肠道过敏反应。通常容易导致过敏的食物有鱼虾、蘑菇、草莓等含有大量异种蛋白的食物。

呵护我们的皮肤

为什么男性更易生痤疮，女性的痤疮发病更早？

由于男性的雄性激素水平相对较高，皮脂腺功能比女性活跃，所以男性痤疮的发病率比女性要高；但女性往往比男性要早熟，故女性的痤疮发病一般比男性要早。

如何防治痤疮

患痤疮的人除积极遵从医嘱用各种药物治疗外，还应注重日常生活中的行为习惯，以预防痤疮加重。

◎ 要保持愉快的心情和规律的生活，因为情绪不良、生活不规律等都会引起或加重痤疮。

◎ 不吸烟、不喝酒，特别是不饮烈性酒，不喝浓咖啡和浓茶，还要少食辛辣刺激食物，少食糖果及高脂食物；多吃蔬菜水果，保持大便通畅。

◎局部护理。尤其要注意不要挤压皮疹，注意面部清洁，油性皮肤用碱性稍强的香皂，干性皮肤用碱性稍弱的香皂或洗面乳。

◎有脓疱或囊肿在洗脸时不要过于用力，以免造成皮损破溃。

总之，如果患了痤疮，应避免可能加重痤疮的各种诱因。

痤疮是如何发生的

痤疮俗称"青春痘"，是多种因素导致的毛囊皮脂腺慢性炎症性皮肤病。

痤疮的发生与内分泌系统关系密切，特别是雄性激素。给人体注射雄性激素、女性患雄性激素分泌增加的疾病可引发痤疮；女性在月经前也常有痤疮发生。

此外，痤疮的发生还与一些病原菌感染有关，已经证实痤疮的发生与痤疮丙酸杆菌感染有关。这种痤疮棒状杆菌寄生于青春期的毛囊皮脂腺里，通过脂肪酶的作用，可水解三酰甘油，产生较多的游离脂肪酸，这些游离脂肪酸能使毛囊及毛囊周围皮肤发生非特异性炎症反应。炎症较重时，可出现脓疱、囊肿。

患了痤疮需要治疗吗？

有人认为痤疮是人的一种生理现象，无须治疗，这种观点是错误的。

如果痤疮皮疹较少，炎症较轻，可不予治疗，待其自然消退。如果皮疹较多，炎症较重，则应积极治疗。尤其是患有脓疱、结节、脓肿、囊肿性痤疮者，如果没有及时治疗，会遗留下凹陷性或增生性瘢痕，影响皮肤美观。因此，痤疮不仅需要治疗，而且更应积极合理地治疗。

但是痤疮有轻有重，原因复杂，不主张患者自己用药，用药不当反而会使痤疮加重；应该到医院根据具体的情况求得针对性的治疗。

不同皮肤的保养

皮肤分为以下三种类型，这是由皮肤上的皮脂腺的分泌状态决定的，这种分泌会在皮肤表面形成一层薄薄的油质膜，起滋润皮肤、保护皮肤的作用。

◆ 油性皮肤

特点 纹理粗糙，毛孔较粗大，脸上油腻光亮，易长粉刺，化妆后易掉妆，不易起皱纹。

保养法则 注意调节心态，避免紧张、忧郁等精神刺激；尽量少吃糖类及脂肪食物，忌烟酒；使用性质较温和的洗面乳。

◆ 干性皮肤

特点 油脂分泌少，皮肤较白、细嫩，毛孔不明显，干净美观，但经不起风吹日晒，缺乏足够的油脂和润滑性，干燥，易起皮。

保养法则 在选用洁肤品时，宜用不含碱性物质的膏霜型洁肤品，每天坚持按摩1次面部，每次5分钟，可以促进血液循环；多吃牛奶、牛油、猪肝、鸡蛋、鱼类、香菇及南瓜。

◆ 标准皮肤

特点 油脂分泌适度，对外界的刺激不敏感，兼有油性和干性皮肤的特征，纹理细腻，光泽润滑，不粗糙，毛孔也不大，表面有一层油质膜，湿度适中。

几乎每个人的皮肤都不是绝对单一的类型，例如，有人面颊是干性皮肤，前额和鼻子是油性皮肤，身体的其他部位是标准。所以，千万不能机械地对待自己的皮肤哦。

什么是T区？

T区指的是额头和鼻子，形状很像大写的字母T，所以叫T区。T区毛孔天生就很多，而且比较粗大，很容易出油、出汗，代谢活动非常频繁，如果清洁不干净很容易让痘痘冒出来。

男孩该怎样保养皮肤？

男孩皮肤油性一般比较大，应做到早晚用香皂、肥皂清洗干净，避免生痘痘，切记不要用化妆品。另外，适度的身体锻炼、合理的营养结构、充分的睡眠、适当的阳光照射都是必不可少的。要多喝温开水，多吃鲜果蔬，多到富氧的森林及江河湖海边去吸取新鲜空气，这样一来，皮肤会更有弹性、活力。要知道，好心情也养颜。

如何正确地使用化妆品？

化妆品如果使用不当，也会对人体造成损害。例如：可引起皮肤过敏反应，导致皮肤感染；有毒物质被吸收，可引起慢性中毒；劣质化妆品在阳光的照射下产生"光毒性反应"；等等。

因此，使用化妆品时，一定要多加注意：不使用变质、过期的化妆品；不使用没有批号的劣质化妆品；使用新产品时先做皮肤试验以防过敏；根据气候变化选用合适的化妆品；避免把化妆品吃进体内；睡前卸装；根据自己的皮肤类型选择适合自己的化妆品；少女不要使用香水、香粉、口红等美容化妆品，以免对正在发育的娇嫩皮肤带来伤害。

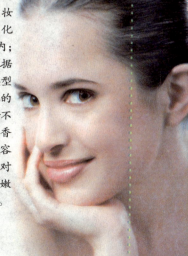

▶ 健康的生活方式是保持皮肤光洁的不二法宝

怎样保养头发

头发是生长在我们头部皮肤上的毛发，它可以保护我们的头部和大脑：夏天可防烈日，冬天可御寒冷；细软蓬松的头发具有弹性，可以抵挡较轻的碰撞；还可以帮助头部汗液蒸发。

街头各式的发型向年轻的我们传递着时尚的信息，人们把头发由直变曲，再由曲变直，颜色由黑变黄，又由黄变红。染发、烫发虽然只需几个小时，但是染发剂、烫发药水之类的化学药品，对头发、头皮，甚至人体健康造成的损害，却是几个月都难以修复的。

▲毛发脱落

那么，我无怎样做才能既追求漂亮时尚，又能使秀发的损伤程度不同到最低呢？

首先，要选择好烫发、染发的时机。染发前一周最好不要做特别护理，染发前务必使头发保持清洁干爽。当头发发质状况较差时，最好不要烫发。烫发与染发之间至少应间隔一周，且一年最多两次。

其次，要掌握正确的洗发方法。烫过、染过的头发应选用保湿和滋润配方型的洗发水。头发洗净后要用护发素护理，使用护发素前，尽量吸干头发上的水分，用完护发素后一定要将其冲洗干净，防止毛孔堵塞。多吃一些健发、养发的食物，如奶制品、黄绿蔬菜、动物肝脏等富含维生素 A 和铁的食品。

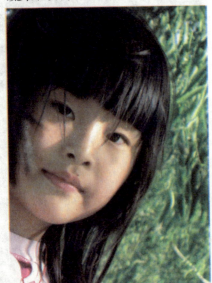

◀心情不好、精神紧张也会导致脱发，所以一定要调整好心态，让自己拥有一头健康乌黑的秀发

青少年为什么会脱发？

头发原本就有一个生长与衰老的周期，自然生理性的落发其实每天都在发生。不可否定，也有一些掉发是病态性因素所致的。因此，找到脱发的原因就显得至关重要。

不正常的掉头发，主要是因为头发的生长受到干扰。头发的生长需要营养，而营养是靠血液运送的，如果一个人长期体弱多病，身体营养很差，头发就会因缺少营养、生长不好而短命脱落。

人用脑过度，或者经常心事重重、烦闷、精神过于紧张，也会影响头发的营养供应和生长，甚至出现脱发的情况。

此类情况下毛发在经过治疗后，3个月至5个月可恢复生长。另外，可查血微量元素，避免经常处于精神紧张状态。经常用生姜擦一擦掉头发的地方，可促进头发生长。饮食营养要全面，适当吃些坚果类食物及黑芝麻。

刺青与"酷"文化

现在受到西方所谓"酷"文化的影响，许多青少年为了标榜自己的个性，喜欢在身上刺青，殊不知这种做法在"酷"的同时，也可能对自己的皮肤造成永久的伤害。

刺青的历史

刺青，又称文身，是用带有颜色的针刺入皮肤底层而在皮肤上制造一些图案或字，即刺破皮肤而在创口敷用颜料，使身上带有永久性花纹。在皮肤上造成隆起条纹瘢痕的做法，有时也被称为文身。

在全世界大多数地区都有文身，有的民族也用文身标明地位、身份，某些集团的成员彰显资格，但最普遍的动机是为了美观。

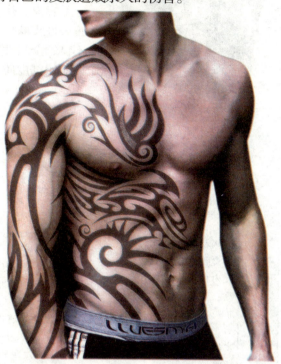

▲这样的纹身您觉着如何？

◆ 文身色素的质量问题

现在的文身通常都不是使用专用的染料和墨水，而是使用经酒精浸泡的液体植物色素。所谓的植物色素虽然是从天然植物中提取出来的，但不可避免地要添加一些化学染色剂，如对苯二胺等。对苯二胺很容易造成刺激性敏感皮肤炎，会令皮肤发痒，并引起磨损性损伤。若颜料长时间留在皮肤上，还会引起皮肤功能性失调，严重者皮肤会出现水肿及溃烂。因此，儿童及青少年一定要避免接触各种含对苯二胺的产品，这些有害的化学染料可能会导致后遗症。

◆ 文身机及色料的安全问题

一些刺青爱好者由于缺乏刺青专业知识，竟然允许所谓的"文身师"用文眉机和非文身专用色料来为自己文身！殊不知，由于文眉机马达的扭力和转速都不足，文出的效果往往不佳，而且还有可能因没掌握好深浅等引起皮肤病变。而且，非文身专用色料所文出的图案，其艳丽的程度与专用色料文出来的色彩比起来相差甚远。

文身对健康的威胁还包括对原料的过敏反应，当文身不能在无菌状态下进行时，还会引发慢性乙型肝炎等病毒感染疾病。除刺青外、磨皮、皮肤移植（整形手术）、激光手术等，都会在身体上留下瘢痕。因此，爱美人士一定要谨记：切勿轻易破坏你宝贵的身体，爱美也要有度！

常见皮肤疾病的预防

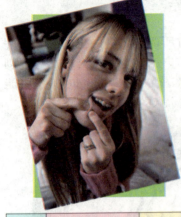

毛囊炎、疖和痈

毛囊炎、疖和痈等是毛囊及其周围组织的细菌感染性皮肤病。高温、多汗、搔抓、卫生习惯不良、全身性疾病如糖尿病、器官移植术后长期应用糖皮质激素等常为诱发因素。

◀战"痘"的青春不要挤

	毛囊炎	疖	痈
性质	限于毛囊口的化脓性炎症	毛囊深部及周围组织的化脓性炎症	多个相邻毛囊及毛囊周围炎症相互融合而形成的皮肤深层感染
多发部位	头面部、颈部、臀部及外阴	头面部、颈部和臀部	颈、背、臀和大腿等处
症状	皮损初期为红色毛囊性丘疹，数天内中央出现脓疱，周围有红晕，脓疱干涸或破溃后形成黄痂，痂皮脱落后一般不留瘢痕	皮损初期为毛囊性炎性丘疹，基底浸润明显，之后炎症向周围扩展，形成坚硬结节，伴红肿热痛，数天后中央变软，有波动感，顶部出现黄白色点状脓栓，脓栓脱落后有脓血和坏死组织排出，之后炎症逐渐消退而愈合。疖多为单发，若数目较多且反复发作、经久不愈，则称为疖病，多见于免疫力低下患者	皮损初期为弥漫性炎性硬块，表面紧张发亮，界限不清，迅速向四周及皮肤深部蔓延，继而化脓、中心软化坏死，表面出现多个脓头即脓栓，脓栓脱落后留下多个带有脓性基底的深在性溃疡呈蜂窝状，可伴局部淋巴肿大和全身中毒症状，亦可并发败血症

得了毛囊炎、疖和痈严禁搔抓、挤压。急性期不可挑刺，不可热敷，炎症消退后才可热敷，同时给予大量抗生素治疗，尤其是面部危险三角区的疖肿，若处理不当可导致颅内感染，发生海绵窦血栓性静脉炎，这时会出现发烧、头痛、头晕、眼球凸出等症状，必须立即住院治疗。

为什么三角区是"危险地带"？

危险三角区是在人的面部，以鼻梁骨的根部为顶点，两口角的连线为底边的一个等腰三角形区域。它包括了上下唇、鼻子及鼻翼两侧的主要面前器官。危险三角区之所以危险，首先是因为这个区域的血液供应特别丰富。供应面部的动脉血经新陈代谢后变成静脉血。面部的静脉血主要通过面前静脉、面后静脉、上颌静脉、眼静脉注入颈内静脉流回心脏。这些静脉在面部互有分支形成致密的血管网，相互沟通。其次是因为面部静脉血管与身体其他部位的静脉血管相比，还缺少一种防止血液倒流的装置——静脉瓣。危险三角区内一旦发生感染很容易导致炎症在整个面部扩散，如果带菌的血液发生倒流注入颅内，就会引起颅内感染，危及生命。

◉ 癣

在现代医学中，"癣"通常是指浅部真菌病，但在中医中，"癣"则泛指多种皮肤病，并非浅部真菌病。

浅部真菌病流行颇广，遍布世界各地，在我国也是常见的多发病。

足癣系致病真菌感染足部所引起的最常见浅部真菌病，我国民间称之为脚气或湿气。引发癣的真菌不含叶绿素，无光合作用能力，只凭寄生或腐生来生存。这类真菌喜好潮湿、温暖的环境，最适宜的生长温度为 25 ℃~26 ℃，对生存条件要求不苛刻。可以说，真菌在自然界中几乎无处不在，人们在大气中，动、植物体上，地板上，土壤里……都可检出致病真菌，所以真菌感染人类的机会也相当大。

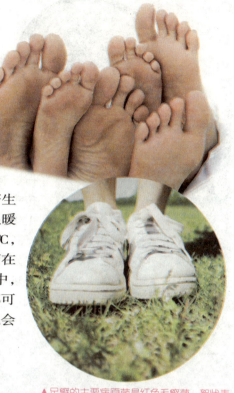

▲足癣的主要病原菌是红色毛癣菌、絮状表皮癣菌、石膏样毛癣菌和玫瑰色毛癣菌等。得了足癣需要使用抗真菌药物，治疗周期长，不易根治。因此，该病重在预防，应做到讲究个人卫生、勤洗晒鞋袜、不与患者共用日常生活用品等

◉ 疣

疣是由人乳头瘤病毒引起的一种皮肤表面良性赘生物，多见于儿童及青少年，潜伏期为 1 个至 3 个月。病毒存在于棘层细胞中，可促使细胞增生，形成疣状损害。常见的有寻常疣、扁平疣、跖疣、尖锐湿疣等。其中扁平疣多发于青少年的面部，典型皮损为米粒至黄豆大小的扁平隆起性丘疹。人乳头瘤病毒可感染生殖器，与宫颈癌的发生密切相关。疣的治疗通常使用内、外用药物，冷冻，电灼，激光等。

◉ 系统性红斑狼疮

这是一种累及全身多脏器的自身免疫性结缔组织病，是由人体自身的免疫系统紊乱造成的。不同程度的发热、皮肤暴露部位的水肿性红斑、关节疼痛、口咽部溃疡等为其主要临床特征。患者应避免日晒，外出时应遮光。该病死因多为肾衰竭、狼疮性脑病和严重的继发感染。目前尚无特效的治疗方法，因此街边小广告中"根治红斑狼疮"的不实之词切不可信。如果患了此病一定要及时就医，以免延误病情。

疥疮

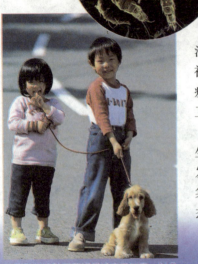

◀ 显微镜下的疥螨

疥疮是由一种寄生虫——疥螨引起的传染性皮肤病。疥疮的体征是皮肤剧烈瘙痒，且多发于皮肤皱褶处，特别是阴部。

疥疮的传染性很强，通常是通过密切接触传播。由于疥螨离开人体尚能存活2天至3天，因此使用患者用过的衣服、被褥、鞋袜、帽子、枕巾也可间接传染。另外，疥疮可通过性接触传播，因此疥疮已经被世界卫生组织列入性传播疾病。

对疥疮的预防，首先就是要做到讲究卫生，杜绝疥螨的侵入；其次要注意，如果周围发现疥疮患者，一定要及时与之隔离，家庭或集体宿舍中的患者应同时治疗，被污染物品应煮沸消毒或在日光下曝晒以杀灭疥螨。

▲ 和动物接触后要记得给自己消毒，以免感染病菌

冻伤与烫伤

◆ 烫伤的分度及其处理

由高温液体（如沸水、热油）、高温固体（如烧热的金属等）或高温蒸气等所致的皮肤损伤称为烫伤。依烫伤程度分三度。

若不幸被烫伤，切不可在创面上涂紫药水或膏类药物，影响病情状况的观察与处理。严重烫伤病人，在转送途中可能会出现休克或呼吸、心跳停止，应立即进行人工呼吸或胸外心脏按压。病人烦渴时，可给少量热茶水或淡盐水服用，绝不可在短时间内饮服大量的水，以免病人出现脑水肿。

烫伤程度	症状及处理方法
Ⅰ度伤	烫伤只损伤皮肤表层，局部轻度红肿、无水泡、疼痛明显。应立即脱去衣袜，将创面放入冷水中浸泡半小时，再用麻油、菜油涂擦创面
Ⅱ度伤	烫伤是真皮损伤，局部红肿疼痛，有大小不等的水泡。大水泡可用消毒针刺破水泡边缘放水，涂上烫伤膏后包扎，松紧要适度
Ⅲ度伤	烫伤是皮下脂肪、肌肉、骨骼都有损伤，并呈灰或红褐色。此时，应用干净布包住创面及时送往医院

◆▎冻伤的分类和处理

冻伤是在一定条件下，寒冷作用于人体，引起局部乃至全身的损伤。损伤程度与寒冷的强度、风速、湿度、受冻时间及局部和全身的状态有直接关系。

如果肢体局部冻伤，可将伤肢浸入 37 ℃的温水中 4 分钟至 5 分钟，然后取出擦干保暖，短时间后继续浸入温水中复温，如此反复多次，直至冻伤肢体的部分颜色和感觉恢复正常为止。在野外没有温水时，可将冻伤的肢体放入健康人腹部、腋下，或一起套入棉衣或被褥中复温，切忌将患处直接烤火或一开始就浸入热水中，也不要在患部用雪或手揉擦，以免引起皮肤破溃或坏死。

一些冻疮小水泡可不必挑破；水泡较大时，可用 70 %的酒精消毒皮肤后，用被火烧过的针刺破水泡，然后用干净的纱布或手帕包扎，并注意局部保暖和防止感染。

对仅有皮肤红肿、痒痛而无破溃的冻疮，可涂些冻疮膏，并用手按摩患部。对于那些每年都会生冻疮的人，一定要注意增加营养、加强体育锻炼、注意保暖，以提高身体素质，预防冻疮的发生。

冻伤是如何分类的?

依损伤的性质，冻伤可分为冻结性损伤与非冻结性损伤两类，二者的主要区别在于受损伤时环境的温度是否达到组织冰点以下和局部组织有无冻结史。

在实际遇到的病人中，以局部冻伤最为常见，临床上通常所说的冻伤，就是指此类损伤。有时轻微的局部冻伤与冻疮往往不易区别。

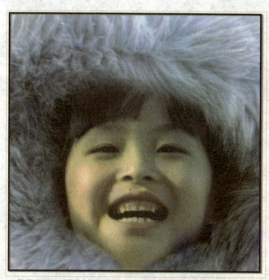

▲冬天到了，看我够暖和吧，像不像因纽特人？

第9章

"动"物的资本——运动系统

如果我把动物解释为"会动的生物"，你可能会反对，因为这样的解释是不够充分的。但若倒过来讲"动物是一种会动的生物"，我想应该是问题不大的。毕竟，"会动"是动物的必要属性。植物的"植"是"定植、根植"的意思，描述的是植物根植于大地，不能主动在空间位移的特性。反之，动物的"动"描述的就是动物可以主动在空间产生位移的特性。动物的这种属性便是由它的运动系统实现的。

当然，不同种属的动物有着各自不同的运动方式，相应的，也就有各自独特的运动系统。在漫长的生物进化史中，各自不同的、严苛的生存环境，迫使不同种属的动物进化出各自独特而精巧的运动系统。从远古海洋中单细胞生物的纤毛运动，到环节动物的伸缩蠕动；从鸟类的振翅高飞，到哺乳动物灵巧跳跃奔跑。适者生存，不适者被淘汰。这条进化论中铁的定律同样适用于动物运动系统的进化。从我们的远祖颤颤巍巍地迈出直立行走的第一步开始，人类运动系统的进化之路便开启了，最终形成了我们灵巧的双手和独特的运动方式，并帮助人类站到了进化链的最顶端。

运动系统的构成
——骨、骨连接、肌

在介绍运动系统之前，大家要先明确五个概念：细胞、组织、器官、系统、个体。

	概念	举例
细胞	细胞是生物体结构和功能的基本单位	神经细胞、鳞状或柱状上皮细胞、淋巴细胞、红细胞等
组织	细胞经过分化形成许多形态、结构和功能不同的细胞群，形态相似、结构和功能相同的细胞群就叫作组织	上皮组织、结缔组织、肌肉组织、骨组织等
器官	生物体的器官都是由几种不同的组织构成的，这些组织按一定的次序联合起来，形成具有一定功能的结构	胃、心脏、肝脏、脾脏、膀胱等
系统	在大多数动物体和人体中，一些器官进一步有序地连接起来，共同完成一项或几项生理活动，就构成了系统	消化系统、呼吸系统、循环系统、中枢神经系统等
个体	植物体个体：由细胞、组织和器官构成的有序整体	
	动物体个体：由细胞、组织、器官和系统构成的有序整体	

打个比方来说，细胞相当于一间屋子，是独立的个体，并且每间屋子都有完整的结构；组织相当于连着的几间屋子，可当成一个办事部门；而器官则可以是一层楼或者是上下有关联的楼层，相当于独立进行操作的实体；系统则是多个楼层或者多个房屋相连的结构，属于典型的单位。

我们的运动系统是由骨、骨连接和肌三种器官组成的，具有运动（简单的位移和高级活动如语言、书写等）、支持（构成人体基本形态，头、颈、胸、腹、四肢，维持体姿）、保护（由骨、骨连接和肌构成了多个体腔，颅腔、胸腔、腹腔和盆腔，保护脏器）和造血（骨髓内的网状细胞是比较幼稚的细胞，它经过分化可以变成血细胞）功能的，复杂精巧的系统。

▲想知道人体是怎样运动起来的吗？答案就在后面！

我们是怎样动起来的?

构成这个系统的三种器官是怎样协同工作让我们动起来的呢?还记得物理课上学到的杠杆原理吧?对应于杠杆的三个要素:骨是运动的杠杆,骨连接是运动的枢纽,肌是运动的动力。

全身的骨借骨连接构成一个支架,这个支架称为骨骼。肌附于骨骼的表面,它们共同完成支持人体、保护体内器官和运动等任务。

在人体中,骨在骨骼肌拉力作用下围绕关节轴转动,它的作用和杠杆相同,称为骨杠杆。通过人前臂的动作最容易理解骨杠杆的原理,它的支点在肘关节。当肱二头肌收缩、肱三头肌松弛时,前臂向上转,引起曲肘动作;而当肱三头肌收缩、肱二头肌松弛时,前臂向下转,引起伸肘动作。很容易看出,前臂是个费力杠杆,但是肱二头肌只要缩短一点就可以使手移动相当大的距离。可见,费了力,但省了距离。

根据我们学过的杠杆知识,我们知道杠杆的三种类型,在我们的运动系统中同样也可以找到这样三种形式的杠杆。

▲ 常见的三种杠杆

平衡杠杆

这种杠杆的工作原理类似跷跷板,支点位于力与重力之间,颈后部肌肉使头后仰的动作是人体第一种杠杆的最好实例。颅底的杠杆位于寰枕关节的支点上

◆ 平衡杠杆

支点在力的作用点和重力作用点之间,如颅进行的仰头和俯首运动。

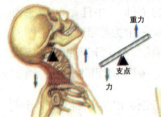

省力杠杆

第二种杠杆的重力位于力与支点之间。足跟从地面抬起的动作就是这种杠杆在人体的应用实例。小腿肌是提起体重的力,足的大部分形成杠杆,跗趾关节起支点的作用

◆ 省力杠杆

重力作用点在支点和力的作用点之间。如行走时提起足跟的动作,这种杠杆可以克服较大的体重,便于长时间行走和奔跑。

◆ 速度杠杆

力的作用点在重力作用点和支点之间,如肘关节的活动。这种活动必须以较大的力才能克服较小的重力,但运动速度和范围很大,大大加强了上肢和手的灵活性。

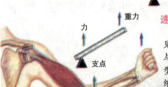

速度杠杆

这种杠杆是体内最常见的杠杆,力作用于重力与支点之间的杠杆上。典型的实例是肱二头肌收缩,屈肘关节(支点),抬起前臂和手

总之,我们精巧的运动系统根据生理功能的需要,在不同的部位选择不同形式的杠杆,使其发挥出最大的效能。

人体的支架——骨与关节

根据我们之前的叙述得知，骨与关节（骨连接中的间接连接）提供力臂、支点及骨骼肌的附着点，是运动系统的被动部分。同时全身各骨由关节相连形成骨骼，构成人体坚硬的骨支架，支持体重，保护内脏，赋予人体基本形态。同时，骨、骨骼肌及关节都是器官，由不同的细胞、组织构成，有着复杂的内部结构。那么，就让我们分别来看一看我们身体支架的内部结构和外部结构吧。

🔴 坚硬的力臂——骨

既然骨的级别已经达到了器官的高度，那就让我们先，给骨一个严肃的定义：骨是坚硬并具有生命的器官，由骨组织、疏松结缔组织和神经组织等构成，其中骨组织（骨细胞、胶原纤维和基质）是主要成分，具有一定形态和构造，外被骨膜，内容骨髓，含有丰富的血管、淋巴管及神经，不断进行新陈代谢和生长发育，并有修复、再生的能力。经常锻炼可促进骨的良好发育，不然会出现骨质疏松。基质中有大量钙盐和磷酸盐沉积，是钙、磷的储存库，参与体内钙、磷的代谢，骨髓具有造血功能。

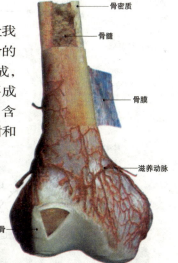

▲骨的构造

（图注：骨密质、骨髓、骨膜、滋养动脉、关节软骨）

◆ 骨的数量和分类

让我们先来记住：正常成年人有 206 块骨，每块骨都具有一定的形态和特有的血管、神经。无论男人还是女人都是一样的。严谨而大胆的解剖学家的科学实践无情地戳穿了"上帝趁亚当睡着的时候，从他的身上取下一根肋骨制造了夏娃，因此女人比男人多一根肋骨"的谬论。

人体的 206 块骨并肩工作、各司其职、形态各异，为了便于研究，解剖学家根据不同的标准，将它们分为不同的类别。

◎ 按照所处的位置及功能，骨划分为颅骨、躯干骨和四肢骨三部分。

由于颅骨和躯干骨位于人体中线，所以又被统称为中轴骨。

颅骨 位于脊柱上方，借枕骨和寰椎构成的寰枕关节与脊柱相连接。由 23 块扁骨和不规则骨（不含中耳的 3 对听小骨）牢固连接，构成脑颅和面颅。

成人的躯干骨由24块椎骨（颈椎7块，胸椎12块，腰椎5块）、1块骶骨、1块尾骨、1块胸骨和12对肋骨组成。其中第1颈椎和第2颈椎因为适应颈部灵活的运动，形态更为特殊，分别称为寰椎和枢椎

前面　左侧　后面

◀椎骨

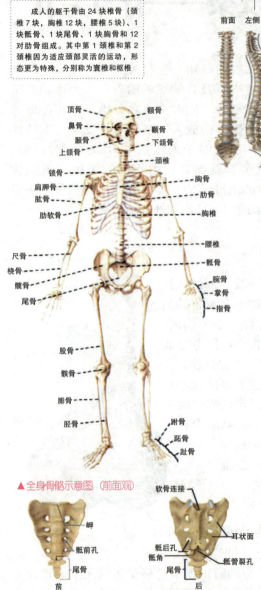

顶骨　　　　　额骨
鼻骨　　　　　颞骨
颧骨　　　　　下颌骨
上颌骨
　　　　　　　颈椎
锁骨
肩胛骨　　　　胸骨
肱骨　　　　　肋骨
肋软骨　　　　胸椎

　　　　　　　腰椎
尺骨　　　　　骶骨
桡骨
髋骨　　　　　腕骨
尾骨　　　　　掌骨
　　　　　　　指骨

股骨

髌骨

腓骨

胫骨
　　　　　　　跗骨
　　　　　　　跖骨
　　　　　　　趾骨

▲ 全身骨骼示意图（前面观）

软骨连接

岬
　　　　　　　耳状面
骶前孔
　　　　　　　骶后孔
尾骨　　　　　骶角
　　　　　　　骶管裂孔
前　　　　　　尾骨　　后

▲ 骶骨和尾骨示意图

躯干骨 当我们呈坐姿，头部前屈时，在后颈部触摸到的高高的骨性隆起就是第7颈椎的长长的棘突，称为隆椎。就是这些躯干骨构成了我们身体中轴线上的重要支架——脊柱、骨性胸廓和骨盆。

四肢骨 四肢骨分别由各自的肢带骨和自由肢骨组成，自由肢骨借关节与肢带骨连接，而肢带骨又借助关节连接于躯干骨，形成了人体向外界延伸部分的骨性支架。

在我们的祖先还没有学会直立行走时，上肢骨和下肢骨同样担负着支撑体重及行走的任务，而当人类学会直立行走之后，上、下肢逐渐分化。所以上、下肢骨的数目和排列方式基本相同，但是上肢分化成了灵巧的劳动器官，纤细轻巧，下肢起着支持和位移的作用，粗大坚固。

四肢骨的配布如下图示。

		上肢骨（32）	下肢骨（31）
肢带骨		肩胛骨（1）、锁骨（1）	髋骨（1）
自由肢骨	近侧部	肱骨（1）	股骨（1）
	中间部	桡骨（1）、尺骨（1）	胫骨（1）、腓骨（1）、髌骨（1）
	远侧部	腕骨（8）、掌骨（5）、指骨（14）	跗骨（7）、跖骨（5）、趾骨（14）

◎按照它们的"体形"，骨又可分为长骨、短骨、扁骨、不规则骨四类。

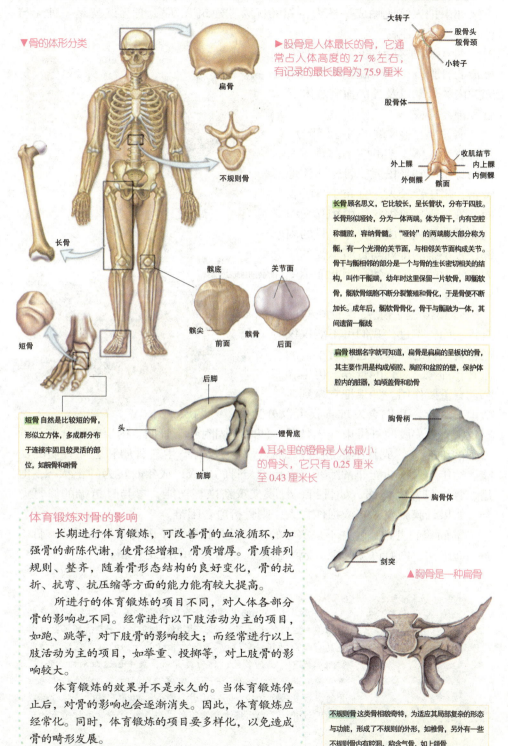

▼骨的体形分类

扁骨

不规则骨

长骨

髌底　　关节面

髌尖　　髌骨
前面　　后面

短骨

后脚

头

前脚

镫骨底

大转子

股骨头
股骨颈
小转子

股骨体

收肌结节
外上髁　　内上髁
外侧髁　　内侧髁
髌面

▶股骨是人体最长的骨，它通常占人体高度的 27 ％左右，有记录的最长腿骨为 75.9 厘米

▲耳朵里的镫骨是人体最小的骨头，它只有 0.25 厘米至 0.43 厘米长

长骨顾名思义，它比较长，呈长管状，分布于四肢。长骨形似哑铃，分为一体两端。体为骨干，内有空腔称髓腔，容纳骨髓。"哑铃"的两端膨大部分称为骺，有一个光滑的关节面，与相邻关节面构成关节。骨干与骺相邻的部分是一个与骨的生长密切相关的结构，叫作干骺端，幼年时这里保留一片软骨，即骺软骨，骺软骨细胞不断分裂繁殖和骨化，于是骨便不断加长。成年后，骺软骨骨化，骨干与骺融为一体，其间遗留一骺线

扁骨根据名字就可知道，扁骨是扁扁的呈板状的骨，其主要作用是构成颅腔、胸腔和盆腔的壁，保护体腔内的脏器，如颅盖骨和肋骨

短骨自然是比较短的骨，形似立方体，多成群分布于连接牢固且较灵活的部位，如腕骨和跗骨

胸骨柄

胸骨体

剑突

▲胸骨是一种扁骨

不规则骨这类骨相貌奇特，为适应其局部复杂的形态与功能，形成了不规则的外形，如椎骨，另外有一些不规则骨内有腔洞，称含气骨，如上颌骨

体育锻炼对骨的影响

　　长期进行体育锻炼，可改善骨的血液循环，加强骨的新陈代谢，使骨径增粗，骨质增厚。骨质排列规则、整齐，随着骨形态结构的良好变化，骨的抗折、抗弯、抗压缩等方面的能力能有较大提高。

　　所进行的体育锻炼的项目不同，对人体各部分骨的影响也不同。经常进行以下肢活动为主的项目，如跑、跳等，对下肢骨的影响较大；而经常进行以上肢活动为主的项目，如举重、投掷等，对上肢骨的影响较大。

　　体育锻炼的效果并不是永久的。当体育锻炼停止后，对骨的影响也会逐渐消失。因此，体育锻炼应经常化。同时，体育锻炼的项目要多样化，以免造成骨的畸形发展。

◆ 无与伦比的优质"建材"——骨的构造

如果把人体比喻成一栋大自然的优秀"建筑"，那么骨无疑就是一种无与伦比的优质"建材"。

骨由坚强有力的骨质，外面被覆的骨膜，充填于髓腔与骨松质间隙内的骨髓以及骨的血管、淋巴管和神经构成。

骨质是骨承重的主要部分，是骨成为人体支架的资本。骨质可分为骨密质和骨松质。骨密质质地致密，耐压性较大，分布于骨的表面。骨松质呈海绵状，由相互交织的骨小梁排列而成，分布于骨的内部，骨小梁的排列与骨所承受的压力和张力的方向一致，因此能承受较大的重量。

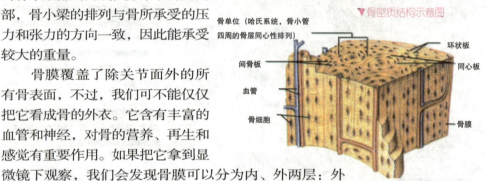

▲ 骨的构造示意图

▼ 骨密质结构示意图

骨膜覆盖了除关节面外的所有骨表面，不过，我们可不能仅仅把它看成骨的外衣。它含有丰富的血管和神经，对骨的营养、再生和感觉有重要作用。如果把它拿到显微镜下观察，我们会发现骨膜可以分为内、外两层：外层致密有许多胶原纤维束穿入骨质，使之牢固附着于骨面，内层疏松含有两种重要的细胞——成骨细胞和破骨细胞，分别具有产生新骨质和破坏骨质的功能。幼年期骨膜功能非常活跃，直接参与骨的生成，成年时转为静止状态，但是，骨一旦发生损伤，如骨折，骨膜又重新恢复功能，参与骨折端的修复愈合。如果骨膜剥离太多或损伤太大，则骨折愈合困难。

前面我们讲到，骨并不是实心的，尤其是长骨骨干内有明显的髓腔，骨松质呈海绵状，内有许多间隙。充满在髓腔和间隙内的便是骨髓。

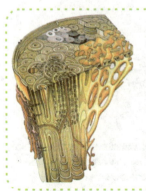

骨髓是做什么用的？

在胎儿和幼儿的骨髓内含有发育阶段不同的红细胞和某些白细胞，这时的骨髓呈红色，称为红骨髓。你一定猜到了：红骨髓具有造血功能。6岁前后开始，长骨骨干内的红骨髓逐渐被脂肪组织代替，变为黄色，称为黄骨髓，失去了造血活力。不过，黄骨髓只是暂时"休息"一下，需要造血的时候，它便转化为红骨髓，恢复造血功能。而在椎骨、髂骨、肋骨、胸骨、肱骨和股骨的近端骨松质内，终生都含有红骨髓，担负着健康状态下的造血"使命"。

"完美支点"——关节

要构成"可以运动的系统",仅仅有一个坚硬的支架是远远不够的,为了可以灵活地弯曲、伸缩,我们的身体还需进化出"完美支点",于是在 206 块"优质建材"之间就有了一个今天被我们称为关节的"完美支点"。这个"完美支点"所应具备的特性包括多样性、灵活性,同时,还应具有一定的坚固性。事实上,它也确实具备上述特性,无愧于"完美支点"的称号。

"完美支点"的多样性——关节的分类

实际上,关节只是通俗的称谓。从专业的角度来讲,我们叫它"骨连接"。还是先,给它个定义:骨与骨之间借纤维结缔组织、软骨或骨相连,形成骨连接。

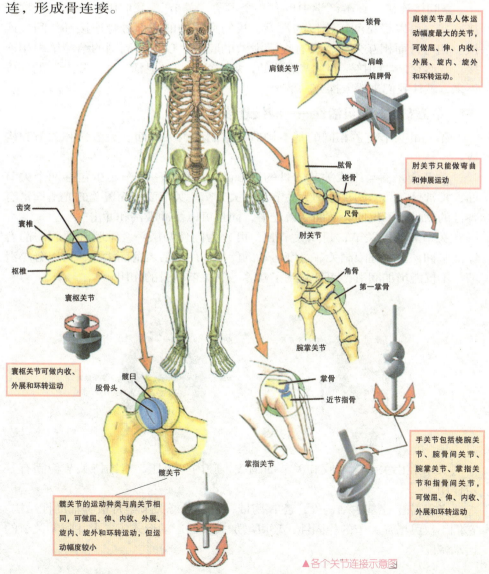

锁骨

肩锁关节　肩峰　肩胛骨

肩锁关节是人体运动幅度最大的关节,可做屈、伸、内收、外展、旋内、旋外和环转运动。

肱骨　桡骨　尺骨

肘关节

肘关节只能做弯曲和伸展运动

角骨　第一掌骨

腕掌关节

齿突　寰椎　枢椎

寰枢关节

寰枢关节可做内收、外展和环转运动

掌骨　近节指骨

掌指关节

手关节包括桡腕关节、腕骨间关节、腕掌关节、掌指关节和指骨间关节,可做屈、伸、内收、外展和环转运动

髋臼　股骨头

髋关节

髋关节的运动种类与肩关节相同,可做屈、伸、内收、外展、旋内、旋外和环转运动,但运动幅度较小

▲各个关节连接示意图

既然骨之间的连接方式有多种，那么一个很方便的分类方式就是根据骨连接的不同方式进行分类，可分为直接连接与间接连接两大类。

◎直接连接。之所以说它"直接"，是因为在这种连接里，骨与骨借纤维结缔组织或软骨直接结合，连接牢固，不活动或只能少许活动。

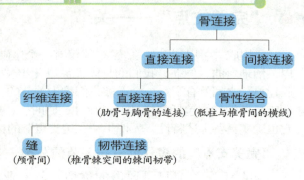

▲关节的基本类型

◎间接连接。在解剖学中也有一个术语"关节"，我们用它来专门指称间接连接，可以想见间接连接的常见，我们身体中的大部分骨连接都是间接连接。相对骨面相互分离，具有充满滑液的腔隙，仅借其周围的结缔组织相连接。既然它是"间接"而"普遍"的，那它就该是"灵活"而"复杂"的。接下来，就让我们来深入探究一下吧。

◆| **"完美支点"的灵活性——间接连接的构造**

不同的关节有着相同的基本构造，它们都由关节面、关节囊和关节腔构成。

关节面是参与组成关节的骨的接触面，所以每一关节至少包括两个关节面，常常呈一凸一凹，分别为关节头和关节窝。关节面表面覆盖的光滑而富有弹性的软骨，不仅使关节面变得光滑，而且可以缓冲震荡和冲击。

关节囊包围关节，封闭关节腔，可分为内外两层：纤维膜和滑膜。前者厚而坚韧，主要起限制关节过度运动的保护作用；后者薄而柔润，可以分泌滑液，不仅能增加润滑，而且起到了营养滋润关节软骨的作用。

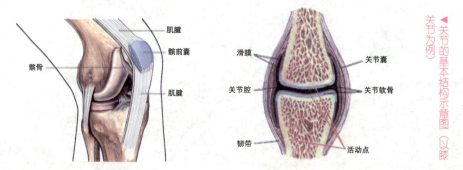

▲关节的基本结构示意图（以膝关节为例）

关节腔由关节囊滑膜和关节面围成，腔内呈负压，对维持关节稳固有一定作用。

关节除上述基本结构外，还有韧带、关节盘或关节半月板等辅助性结构。它们不仅可增强关节的稳固性，还可增加关节的运动形式，扩大并限制关节的运动幅度。

人体动力的来源——肌

肌的分类、数量

　　肌——就是包裹我们伟大骨骼的肌肉。根据其构造的不同可分为平滑肌、心肌和骨骼肌。

　　还记得器官的定义吗？每块肌都有一定的形态、结构、位置和辅助装置，执行一定的任务，有丰富的血管和淋巴管分布，并接受神经支配，所以每块肌都可视为一个器官。

▶肌的各种形状

　　平滑肌主要分布于内脏的中空器官及血管壁，收缩缓慢而持久。

　　心肌为构成心壁的主要部分。

　　骨骼肌主要存在于躯干和四肢，收缩迅速而有力，但易疲劳。

　　心肌与平滑肌受内脏神经调节，不直接受意志支配，故称为不随意肌。

　　骨骼肌受躯体神经支配，直接受意志支配，故称为随意肌。骨骼肌才是我们运动系统真正的动力来源，附着于骨骼或皮肤，分布极广，有 600 多块，约占体重的 40 %。

长肌（二头肌）　　半羽肌　　羽肌　　多羽肌

头

腹

腱

腹

腱膜

腹

腱划

中间腱

多腹肌　　扁肌　　轮匝肌　　二腹肌

肌的形态和构造

　　肌肉可分为肌腹和肌腱两部分。肌腹位于肌肉的中部，肌腱位于肌肉的两端。

　　肌腹主要由肌纤维（肌细胞）构成。骨骼肌纤维平行排列形成肌束，许多肌束聚集在一起形成肌腹。肌腹是构成肌肉的主要部分，肌肉的外形主要取决于肌腹。

　　肌腹的两端为肌腱，肌肉借肌腱附着于骨。肌腱由致密的结缔组织构成，呈银白色，非常强韧，是肌肉中的弹性成分，但没有收缩功能，只有力的传递作用。

　　人体的肌纤维又可分为红肌和白肌两种。红肌的收缩速度较慢、耐力较好，可维持长时间的收缩；白肌的收缩速度快、力量大，但容易产生疲劳。

肌的收缩形式

　　根据肌肉收缩时长度和张力的变化特点，肌肉收缩的形式可分为等张收缩和等长收缩。

◆ 等张收缩

等张收缩又称动力性收缩。举哑铃时的肘弯举就是肱二头肌的等张收缩。等张收缩又可进一步分为向心收缩、离心收缩和等动收缩。

◆ 等长收缩

肌肉收缩产生的张力等于外力时，肌肉虽然积极收缩，但长度并不发生变化，这种收缩称为等长收缩。

等长收缩通常起着支持、固定和保持某一姿势的作用。

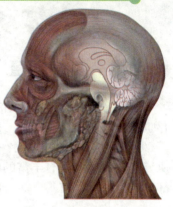

▲头面肌形态示意图

	肌肉收缩原理	实例说明
向心收缩	肌肉收缩过程中所产生的张力大于外加阻力（负荷）时，肌肉长度缩短，并牵拉骨杠杆做向心运动。向心收缩是人体实现各种加速运动的基础	跑步时后蹬的力量
离心收缩	肌肉收缩过程中所产生的张力小于外力时，肌肉虽然积极地收缩但仍被拉长。离心收缩在实现人体运动时起着制动、减速和克服重力等作用	人落地时，足部接触地面，引起股四头肌、臀大肌等收缩，使下肢弯曲，起到缓冲作用
等动收缩	在整个关节运动范围内，肌肉以恒定速度进行的最大收缩	自由泳时，手臂划水的动作

肌肉的微观结构

如果我们像一个细胞那么小，就能够随意进入人的身体，那么当我们来到肌肉群中时，就会发现肌肉是由一道道钢缆一样的肌纤维捆扎起来的。

这些"钢缆"组合成较粗、较长的"缆绳"群组。当肌肉用力时，它们就像弹簧一样一张一缩。在那些最粗的"缆索"之内，有肌纤维、神经、血管及结缔组织。

每根肌纤维都是由较小的肌原纤维组成的。每根肌原纤维都由缠在一起的两种丝状蛋白质（肌凝蛋白和肌动蛋白）组成。这就是肌肉的最基本单位。当肌纤维中那些交错的蛋白丝获得能量物质三磷酸腺苷时，它们的连接处便产生弯曲，彼此交错运动。于是作为一个整体，肌肉便收缩了。

◀那些大力士大块大块的肌肉，全是由这两种小得根本无法想象的蛋白组合而成的。它们联合起来以后，就能做出惊天动地的"伟业"来。人就是靠这些肌肉一点一点地改变了地球的面貌

珍爱我们的运动系统

● 关于身高的秘密

◆ 为什么往往男人比女人高

在青春期生长突增中，身高的增长非常快。长高的原因主要是骨骼的发育。男孩平均每年可增高7厘米至9厘米，最多可达12厘米。女孩平均每年可增高5厘米～7厘米，最多可达10厘米。这主要靠下肢和脊柱的增长。一般女性在19岁至23岁、男性在23岁至26岁身高才停止增长。因为这时骨骺闭合，所以不能再生长了。由于女性的骨骺闭合一般比男性早，所以成年女性比男性要矮。

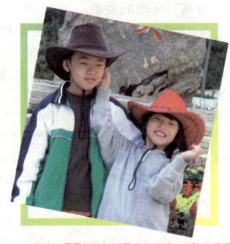

▲ 身高长得最快的时期是青春前期。女孩在月经初潮的前一年，身高可以增加7厘米至8厘米；而男孩的身高增长的巅峰期是青春期头一年，身高可增加10厘米至12厘米

◆ 为什么有人"早长"，有人"晚长"

这是因为成熟年龄会影响身高急速成长的发生。通常，急速成长现象发生较早的人，就较快到达终点；较晚发生的，也较晚到达终点。因此，当性早熟的孩子不再长高时，性晚熟的孩子还在长高。

◆ 身高与营养的关系

从某种意义上说，身高是营养物质（特别是蛋白质）"堆砌"起来的。全面、合理的营养是增加身高的主要"功臣"，同时也是补救身高的"得力助手"。骨骼，尤其是下肢和脊柱，在性发育期新陈代谢最旺盛，这就需要丰富的营养供给。饮食中的高蛋白质，尤其是含有动物蛋白质和钙、磷、维生素等无机盐类食物，如瘦肉、禽蛋、牛奶、鱼类，以及各种促进新陈代谢的维生素B族、维生素E族，还有豆类、杂粮及新鲜水果、蔬菜等所含营养成分，都有助于骨骼的充分发育，使骨骼增长、增粗、增宽，使骨皮质增厚。

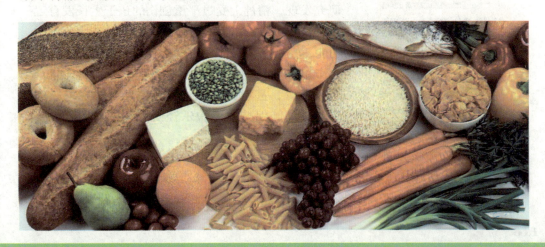

◆ 身高与睡眠的关系

生物学家研究内分泌腺分泌规律时发现，对儿童及青少年来说，睡得好就长得高。

身高的增长，取决于骨骺的生长，而骨骺的生长又受内分泌腺的控制。控制身高的内分泌激素主要有脑下垂体分泌的生长激素、黄体化激素和性激素，其中生长激素作用最显著。生长激素的分泌有其明显的规律性，即白天分泌较少，夜晚睡眠时分泌较多。经研究发现，儿童深睡1小时，生长激素的分泌量是白天5～7倍，而深睡时黄体化激素和性激素的分泌也很旺盛。显然，这对儿童身高的增长非常有利。

青春期是生长激素和雄性激素分泌最旺盛的时期。生长激素的主要功能是使四肢骨骼增长；雄性激素则使骨骼增粗，更结实。这两种激素的分泌在睡眠中尤其旺盛，所以青少年要保证充足的睡眠，每晚至少要睡足8小时。据最新研究，小学生的最佳睡眠应保证10小时。

◆ 身高与遗传的关系

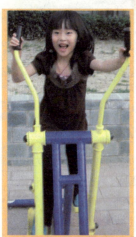

据研究，人体的最终身高75％取决于遗传因素。通常，父母身材高，子女身材也较高；父母身材矮，子女身材也矮。当然，这并不是绝对的，因为身高并不是单纯由遗传因素决定的，外在因素即环境条件，如营养、生活习惯、体育锻炼等对身高的影响也不容忽视。

常用来预测身高的方法是：

儿子身高＝（父亲身高＋母亲身高）×1.08÷2

女儿身高＝（父亲身高×0.923＋母亲身高）÷2

◆ 身高与体育锻炼的关系

据调查，进行一年的体育锻炼就能使男孩子的身高比不锻炼的同龄者多长1～2厘米，女孩子多长2～3厘米。经常锻炼的小学生比不锻炼的高5厘米左右。

◆ 身高与精神因素的关系

研究发现，精神上受过严重创伤的孩子生长发育迟缓，甚至停滞。这是因为不良情绪会影响脑和内分泌系统的功能，轻者影响身体发育，重者导致各种疾病。因此，忧伤和郁闷不仅会使青少年易患各种疾病，而且会影响生长发育，甚至会出现"未老先衰"的现象。因此，为了长高，保持一个快乐轻松的心境是十分重要的。

体育锻炼之所以能促使身体长高，一是因为体育锻炼能促进生长激素的分泌，二是因为体育锻炼加强了骨细胞的血液供应，有利于提高骺软骨的增殖能力，三是因为体育锻炼对骺软骨的增殖有良好的刺激作用。

专家建议，下面一些运动特别有助于孩子长高：摸高练习；爬杆或爬绳梯锻炼；引体向上；交叉伸展；跳绳、跳皮筋、踢毽子；单杆悬垂；游泳。这些训练会增加关节、韧带的柔韧性，有助于身高发育。举重、杠铃、铅球、铁饼等负重训练，不宜作为18岁以下青少年的经常训练项目，即使过了青春发育期，青少年也不适于进行这类运动，以免影响身高的发育。

● 关于高跟鞋

爱美是人的天性，更是少女的天性，于是，帮助突出优美体形的高跟鞋也就成为少女们的新宠。

　　但是，我们的身体结构是在不断适应我们所处的大自然环境的千百万年中逐渐形成并定型的，任何人为的、不同于天然状态的改变都会迫使我们的身体去适应一个被改变了的环境，向着一个"歧途"发展。高跟鞋之于少女，正是这样一个"被人为改变的歧途"。

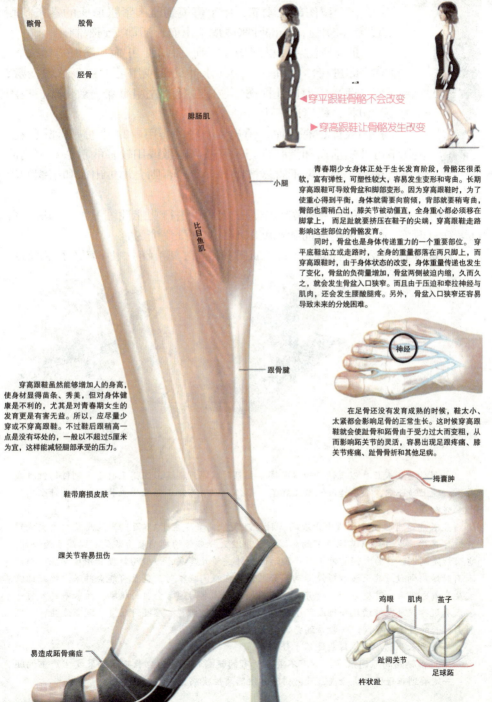

髌骨　股骨

胫骨

腓肠肌

小腿

比目鱼肌

跟骨腱

　　穿高跟鞋虽然能够增加人的身高，使身材显得苗条、秀美，但对身体健康是不利的，尤其是对青春期女生的发育更是有害无益。所以，应尽量少穿或不穿高跟鞋。不过穿后跟稍高一点是没有坏处的，一般以不超过5厘米为宜，这样能减轻腿部承受的压力。

鞋带磨损皮肤

踝关节容易扭伤

易造成跖骨痛症

◀穿平跟鞋骨骼不会改变
▶穿高跟鞋让骨骼发生改变

　　青春期少女身体正处于生长发育阶段，骨骼还很柔软，富有弹性，可塑性较大，容易发生变形和弯曲。长期穿高跟鞋可导致骨盆和脚部变形。因为穿高跟鞋时，为了使重心得到平衡，身体就需要向前倾，背部就要稍弯曲，臀部也需稍凸出，膝关节被动僵直，全身重心必须移在脚掌上，而足趾就要被挤压在鞋子的尖端，穿高跟鞋走路影响这些部位的骨骼发育。

　　同时，骨盆也是身体传递重力的一个重要部位。穿平底鞋站立或走路时，全身的重量都落在两只脚上，而穿高跟鞋时，由于身体状态的改变，身体重量传递也发生了变化，骨盆的负荷量增加，骨盆两侧被迫内缩，久而久之，就会发生骨盆入口狭窄。而由于压迫和牵拉神经与肌肉，还会发生腰酸腿疼。另外，骨盆入口狭窄还容易导致未来的分娩困难。

神经

　　在足骨还没有发育成熟的时候，鞋太小、太紧都会影响足骨的正常生长。这时候穿高跟鞋就会使趾骨和跖骨由于受力过大而变粗，从而影响跖关节的灵活，容易出现足跟疼痛、膝关节疼痛、趾骨骨折和其他足病。

拇囊肿

鸡眼　肌肉　茧子

趾间关节

足球趾

杵状趾

肌肉拉伤怎么办?

肌肉拉伤是肌肉在运动中急剧收缩或过度牵拉引起的损伤。这种情况在长跑、引体向上和仰卧起坐练习时容易发生。肌肉拉伤后,拉伤部位剧痛,用手可摸到肌肉紧张形成的索条状硬块,触痛明显,局部肿胀或皮下出血,活动受到限制。

肌肉拉伤后,早期治疗原则是制动、止血、防肿、镇痛。

◎应立即进行冷处理——用冷水冲局部或用毛巾包裹冰块冷敷,然后用绷带适当用力包扎损伤部位,包扎时先用海绵垫敷伤部,再用弹力绷带包扎,松紧度适中。

◎抬高肢体,有止血、镇痛、防肿的作用。24小时后拆除包扎。视伤情可外贴活血和消肿膏药,可适当热敷或用较轻的手法对损伤局部进行按摩。但早期不宜做按摩和理疗,否则会加重出血和组织的渗出,使肿胀加重。

◎伤后三天内避免重复致伤动作,三天后可进行功能性练习。一周后,可逐渐恢复锻炼,但伸展的方向和幅度以不引起伤处疼痛为宜。

肌肉拉伤严重者,如将肌腹或肌腱拉断者,应及时去医院做手术缝合。

▶健身时不要忘了运动安全

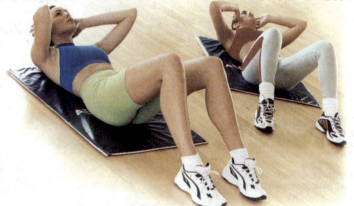

什么叫作"生长痛"?

如果你曾经或正在以飞快的速度长高,并且时常感到腿疼,但腿上也看不到任何红肿或异常,晚上睡一觉,早晨起来似乎又好了。那么,你很可能正在经历生长痛。究竟什么叫生长痛呢?

生长痛是生长发育过程中出现的一种生理现象,多发生于3岁至12岁的儿童,主要表现为肢体疼痛,也可伴有其他关节的疼痛,以下肢大腿部位的疼痛最为多见。腿痛多为一侧,也可能是两侧,多为大腿前外侧或小腿后面、膝关节处疼痛,一般为轻度、中度疼痛。个别人有时疼痛剧烈,甚至被迫暂停活动,如果发生在夜间睡眠时,甚至可能会病醒。疼痛通常发生在黄昏前后,过度运动、疲劳可使症状加重,休息后通常会自行缓解。生长痛的发作一般没有规律,每次持续几分钟或数小时不等,多数比较短暂。疼痛可反复、间断发生,短则数月,长的可达数年,但一般等到身体发育成熟后会自然消失。

有关生长痛的原因,目前还不十分明确。

不过,腿痛的原因很多,千万不要把所有的腿痛都认定为生长痛。如果发生严重的腿痛,一定要到正规医院去检查,及时排除其他器质性疾病。

○| 关节扭伤怎么办

关节扭伤是日常生活中由于关节处受力不当引起的，以红、肿、热、痛、活动受限为主要表现的损伤，其中踝关节扭伤最为常见。一般人往往会火速找来正骨水涂抹或由跌打师傅"推拿"一番，或四处走动，心急如焚地

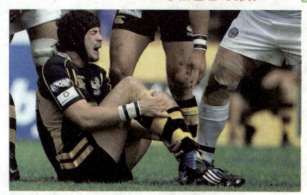

▲赛场上扭伤了脚的运动员

胡乱揉搓，希望能够以此把扭伤的部位活动开。结果是可想而知的——被"火上浇油"的患处越发肿大。所以，你必须具备一些基本常识，在出现扭伤时，才可做出相对正确的处理，尽快使轻度扭伤复原，或减轻扭伤的严重度。

原则很简单。你只要记得跟"吃米饭"一样容易就行了，那就是 R、I、C、E——rest 休息、ice 冰敷、compression 压迫、elevation 抬高。

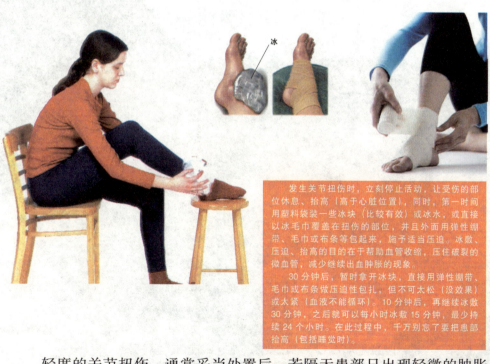

冰

发生关节扭伤时，立刻停止活动，让受伤的部位休息、抬高（高于心脏位置），同时，第一时间用塑料袋装一些冰块（比较有效）或冰水，或直接以冰毛巾覆盖在扭伤的部位，并且外面用弹性绷带、毛巾或布条等包起来，施予适当压迫。冰敷、压迫、抬高的目的在于帮助血管收缩，压住破裂的微血管，减少继续出血肿胀的现象。

30 分钟后，暂时拿开冰块，直接用弹性绷带、毛巾或布条做压迫性包扎，但不可太松（没效果）或太紧（血液不能循环）。10 分钟后，再继续冰敷30 分钟，之后就可以每小时冰敷 15 分钟，最少持续 24 个小时。在此过程中，千万别忘了要把患部抬高（包括睡觉时）。

轻度的关节扭伤，通常妥当处置后，若隔天患部只出现轻微的肿胀或瘀血，便可以热敷或用药水推拿散瘀；若隔天有明显的肿胀及瘀血现象，除继续昨天所做的间歇冰敷外，还必须找正规的医师进行诊治，以确定是否有骨折现象。

第**10**章

人体的"后勤基地"——消化系统

　　民以食为天。人一日三餐地进食，吃进口、吞下肚的各种食物，究竟通过何种变化才成了人体的营养？才使你拥有充沛的精力？你是不是感觉对此知之甚少？

　　想要一探究竟吗？那现在就跟着我到人体的消化系统去"溜达"一圈儿吧。

消化系统的构成

人类的消化系统由消化道和消化腺两大部分组成。

消化道是一条长而迂曲的管道，从口腔直到肛门，包括口腔、咽、食管、胃、小肠（分十二指肠、空肠和回肠）、大肠（分盲肠、结肠、直肠和肛管）。

消化腺可分为两类：一类是位于消化道外的肉眼可见的大消化腺，如唾液腺、肝脏和胰腺，它们通过导管开口于消化管；另一类是分布在消化道壁内的小腺体，只有在显微镜下才能看到，如胃腺、肠腺等。

人体各种生理活动，以及保持体温恒定所需要的能量、身体生长发育和组织更新所需要的原料都是由食物供给的，食物中所含有的各种营养成分，必须经过消化系统的消化和吸收，才能被人体利用。对人体的消化系统的解剖及了解它的组织结构是研究其执行消化、吸收功能的基础。消化道和消化腺的密切配合才能使我们吃进去的各种东西物尽其用，成为供应血液营养的最大的"后勤基地"。

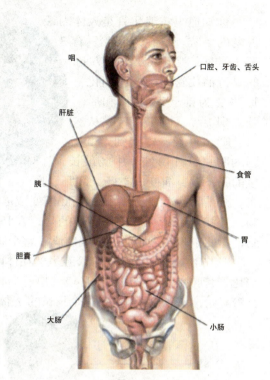

咽
口腔、牙齿、舌头
肝脏
食管
胰
胃
胆囊
大肠
小肠

▲消化系统示意图

▼消化腺

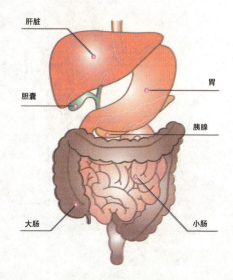

肝脏
胃
胆囊
胰腺
大肠
小肠

消化管

你知道吗？消化管是人体内最古老的系统。早在人胚胎发育3至4周时，就形成了头尾方向的纵行消化管。第8周消化管演变为前肠、中肠和后肠。其后，前肠演变成从口、咽、食管、胃直到十二指肠的胆总管开口处；中肠最长，接前肠下端，演变成空肠、回肠、盲肠、升结肠、横结肠右2/3；后肠演变成横结肠左1/3、降结肠、乙状结肠、直肠，连接到肛管、肛门。有趣的是，在胚胎发育中，肠生长得很快，形成小肠，盘曲于腹腔之中，并最终装满了整个腹腔。

▶肠与"长"字同音。也许祖先在赋音时并无特意，而消化管的确是人体最长、最大的系统，整个肠道加在一起有九米多长，整个黏膜上皮展开的面积超过几个篮球场

从口腔到肛门的消化管管腔虽然在体内，但却是人肚子里的"体外走廊"，消化管管腔完完全全属于外环境。口、咽我们在前面已了解过，现在让我们从食管开始，来仔细了解一下这个长长的人体"体外走廊"。

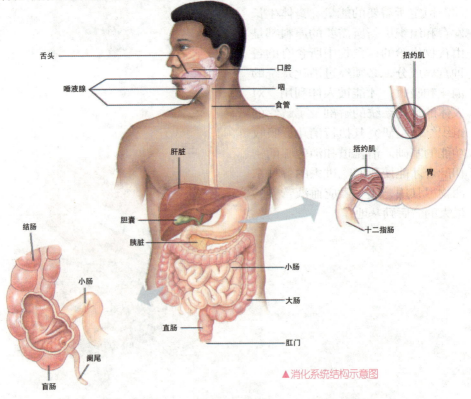

舌头 唾液腺 肝脏 胆囊 胰脏 结肠 小肠 阑尾 盲肠 直肠

口腔 咽 食管 括约肌 括约肌 胃 十二指肠 小肠 大肠 肛门

▲消化系统结构示意图

消化管的解剖结构

食管

食管是一个前后压扁的肌性管道，位于脊柱前方，上端在第6颈椎下缘平面（环状软骨）与咽相续，下端续于胃的贲门，全长约25厘米。依其行程可分为颈部、胸部和腹部三段。

食管的主要功能是运送食物入胃，还有防止呼吸时空气进入食管，以及阻止胃内容物逆流入食管的作用。

胃

胃是消化管最膨大的部分。大部分位于上腹部的左季肋区。胃的总容量为1 000毫升至3 000毫升。胃壁黏膜中含大量腺体，可以分泌胃液。

胃的主要功能是容纳和消化食物。由食管进入胃内的食团经胃内机械性消化和化学性消化后形成食糜，食糜借助胃的运动逐次被排入十二指肠。

右侧图标注：食管　头臂干　左颈总动脉　咽　第一狭窄　气管　左锁骨下动脉　主动脉弓　右主支气管　第二狭窄　主动脉胸部　左主支气管　食管　奇静脉　胸导管　膈　第三狭窄　食管　贲门　胃　主动脉腹部

▲**食管**

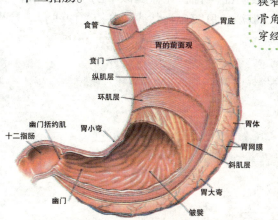

胃的结构标注：食管　胃底　胃的前面观　贲门　纵肌层　环肌层　幽门括约肌　胃小弯　十二指肠　胃体　胃网膜　斜肌层　幽门　胃大弯　皱襞

◀**胃的结构及肌层示意图**

▼食物不经消化是不能直接进入血液循环的，所以，当病人不能主动经过口腔、咽及食管把食物输送到胃时，我们可以借助胃管。

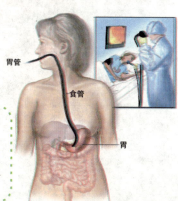

图标注：胃管　食管　胃

◆ 小肠

小肠是消化管中最长的一段，成人的小肠全长 5 米至 7 米。上端从幽门起始，下端在右髂窝与盲肠相接，可分为十二指肠、空肠和回肠三部分。

十二指肠 十二指肠上端起自幽门、下端在第 2 腰椎左侧，续于空肠，长 25 厘米至 30 厘米，相当于本人 12 个手指排列的宽度，故而得名。十二指肠呈马蹄铁形包绕胰头，可分上部、下部、升部和降部。十二指肠降部的后内侧壁上有胆总管和胰腺管的共同开口。其主要功能是接受胃液、胰液及肝脏分泌的胆汁，为蛋白质的重要消化场所。

空肠、回肠 空肠起自十二指肠空肠曲，下连回肠，回肠连接盲肠。空肠、回肠无明显界限，其主要功能是消化和吸收营养物质。

◆ 大肠

大肠是消化管最后的一段，长约 1.4 米，起自右髂窝，终于肛门，可分为盲肠、结肠和直肠三段。大肠的主要功能是进一步吸收水分和电解质，形成、储存和排泄粪便。

盲肠 盲肠是大肠的开始部位，位于右髂窝内，左接回肠，上通升结肠。在其后内壁伸出一条细长的阑尾，其末端游离，一般长 6 厘米至 8 厘米，内腔与盲肠相通。

结肠 结肠围绕在空肠、回肠的周围，可分为升结肠、横结肠、降结肠和乙状结肠四部分。

直肠 直肠位于盆腔内，全长 12 厘米至 20 厘米，从第 3 骶椎至肛门。直肠有两个弯曲，即直肠骶曲和直肠会阴曲。直肠在盆膈以下的一段又叫肛管，长 3 厘米至 4 厘米，腔内有肛柱、肛瓣、肛窦、齿状线、肛梳、白线。

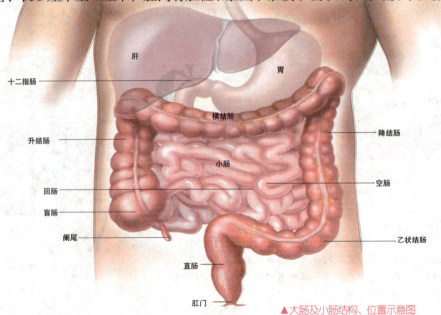

▲大肠及小肠结构、位置示意图

消化管的管壁组织结构

消化管可不仅仅是一条管道那么简单，消化管有如此强大的功能，还要得益于管的"质地"——管壁的结构。

消化管是从口腔至肛门的连续性管道，包括口、咽、食管、胃、小肠和大肠。各部分具有不同的功能，具有各自的结构特征。但由食管至大肠管壁，从腔面到外表面均分为黏膜层、黏膜下层、肌层和外膜层。

❶ 黏膜层：位于管壁的最内层，是消化管完成消化和吸收功能的重要结构。肉眼可见皱襞，由内向外分为上皮、固有层和黏膜肌层。
　a. 上皮分为两种：复层扁平上皮分布于消化道的两端，如口、咽、食管、肛门，主要起保护作用；单层柱状上皮分布于胃、肠，是消化吸收的主要场所。
　b. 固有层由结缔组织构成，细胞较多，含有丰富的毛细血管和毛细淋巴管，营养物质经过上皮后由此吸收入血。
　c. 黏膜肌层由薄层平滑肌组成，其收缩可使黏膜活动，可促进固有层腺体分泌物的排出及血液运行，利于物质吸收和转运。
❷ 黏膜下层：由疏松结缔组织构成，含有较大的血管、淋巴管和神经丛。该层的黏膜下神经丛可调节黏膜肌层的收缩和腺体分泌。
❸ 肌层：消化道的肌层有平滑肌和骨骼肌两种类型，其分布与所处的位置和功能有关。其间有肌间神经丛，可调节肌层的运动。
❹ 外膜层：由结缔组织构成的纤维膜主要分布于食管和大肠末段，与周围组织无明显界限，主要起固定作用；由深面结缔组织和间皮构成的浆膜见于胃、大部分小肠及大肠，其表面光滑，利于胃肠活动。

消化管的功能

消化系统对食物的消化、吸收功能非常重要。毫无疑问，人可以享用各种精美的食物，但是，如果牛奶不经口服，改为肌内注射，其后果可想而知。5毫升的牛奶足以让你三天三夜高烧39℃。如果改为静脉滴注，那将会使你立刻一命呜呼。这表明：食物若不经消化道消化，是不能直接进入血液循环的！吃进体内的食物必须被消化分解成小分子才能通过消化道管腔与内环境的屏障——黏膜上皮细胞，继而进入血液循环，食物中的营养才能真正进入人体的内环境被吸收。

消化的两种方式

机械性消化——食物经过口腔的咀嚼、牙齿的磨碎、舌的搅拌与吞咽、胃肠肌肉的活动，将大块的食物变碎小，使消化液充分与食物混合，并推动食团或食糜下移，从口腔推移到肛门，最后把食物残渣以粪便形式排出体外。

化学性消化——通过消化腺分泌的消化液对食物中的营养物质进行化学分解。消化液中有各种消化酶，能将食物中的蛋白质、脂肪和糖类分别进行分解，使之成为可被吸收的小分子——氨基酸、甘油、脂肪酸及葡萄糖小分子。

因此，不论你进食中餐还是西餐，不管你吃了多么精致的食物，其中所含的营养都会在几小时内被消化道彻彻底底地消化、分解。

吸收是指食物被消化后的小分子通过消化道黏膜上皮细胞进入血液和淋巴循环的过程。

在胃肠道中，机械性消化和化学性消化两种功能同时进行，共同完成消化过程。

消化腺

化学性消化所需的消化液中的各种消化酶，是靠消化腺分泌的。

消化腺有小消化腺和大消化腺两种。小消化腺散布于消化管各部的管壁内；大消化腺有三对唾液腺（腮腺、下颌下腺、舌下腺）、肝和胰。唾液腺在前面已有介绍（见口腔章），这里主要介绍肝和胰。

肝

肝也称肝脏，是人体中最大的实质性脏器，也是体内最大的消化腺。成人的肝约重 1.5 千克。肝脏的位置在人的右上腹部，大部分被肋骨覆盖。肝脏的上方隔着膈肌与右肺和心脏相邻，右下方是结肠，左下方紧挨着胃、十二指肠和胰腺，右下后方是右肾和右肾上腺，下面是胆囊。

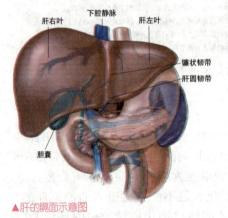

▲肝的膈面示意图

肝脏的解剖结构

用肉眼看，肝脏可以分为四个部分：肝右叶、肝左叶、方叶和尾状叶。

在显微镜下大家可以看到，肝脏是由大约 50 万个肝小叶组成的。每个肝小叶的直径为 1 毫米至 2.5 毫米，中央静脉贯穿其中。在中央静脉周围整齐、有序、辐射状排列着许多由肝细胞组成的"肝细胞索"，其间为肝血窦。

▼肝小叶结构示意图

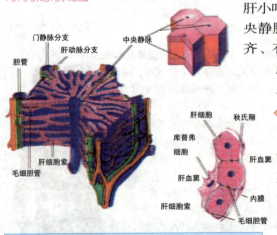

肝脏的管道系统

肝脏有着三套重要而复杂的管道系统：一是动脉系统，虽然其他脏器也有，但肝脏的动脉、静脉间有丰富的肝血窦；二是门静脉系统，这是其他器官没有的；三是胆管系统，由肝细胞合成的胆汁经由胆管系统排出。

> 肝细胞很小，直径只有 0.02 毫米至 0.03 毫米，呈多角形。如果把肝细胞放在电子显微镜下放大几千倍，可以清楚地看到肝细胞的外面有一层细胞膜，其内为细胞质，中间有细胞核。
>
> 别看肝细胞很小，肝脏的许多重要功能，如参与物质代谢、分泌胆汁、解毒、防御等，都是在这里完成的。

◆┃肝脏的血管和血液供应

肝脏的重量仅占人体总重量的2.5％，而血液供应却占心脏搏出血液量的25％，足见其作为代谢库或"化工厂"的功能。

与其他器官不同的是，肝脏具有独特的双重血液供应系统。其血液供应分别来自门静脉（约占70％）和肝动脉（约占30％）。其中门静脉收集的是胃肠道消化吸收营养物质后的血，血液进入肝脏后，使胃肠道吸收的物质都经过肝脏进行代谢。

为什么体检检查肝脏时要做深呼吸？

肝脏的大部分都被肋骨覆盖，通常，在右侧的肋缘下不能被触摸到，但在上腹正中，胸骨剑突下方2厘米至3厘米的地方摸到它，也是正常的。在7岁前，特别是幼儿时期，肝脏的下界稍低，可以露出到右肋下1厘米左右，这也是正常的。

随着人的呼吸和体位的改变，肝脏的位置也会稍有变化。通常平静呼吸时升降可为2厘米至3厘米，吸气时稍下降，呼气时则略抬高。医生在给病人触诊检查肝脏的时候，要求病人配合做腹式深呼吸，就是利用这种方法来了解肝脏是否肿大及质地如何。

◆┃肝脏的功能

肝脏的功能极为复杂，它是机体新陈代谢最活跃的器官，首先作为人体最大的消化腺，其功能是分泌胆汁，胆汁经胆管系统排入十二指肠，以促进脂肪的消化和吸收。肝脏不仅参与蛋白质、脂类、糖类和维生素等物质的合成、转化与分解，而且还参与激素、药物等物质的代谢和解毒，因此被誉为人体的"化工厂"。此外，肝脏还具有吞噬、防御及在胚胎时期造血等重要功能。

●┃胰

胰也称胰腺或胰脏，是人体第二大消化腺，是消化作用最强的器官。它所分泌的胰液是人体最重要的消化液。

胰腺横跨在第一、第二腰椎的前面，可分为头、体、尾三部分。胰由外分泌部和内分泌部两部分组成，外分泌部的腺细胞分泌胰液，经各级导管流入胰腺管，胰腺管与胆总管共同开口于十二指肠。内分泌部是指散布于外分泌部之间的细胞团——胰岛，它分泌的激素（主要为胰岛素）直接进入血液和淋巴，主要参与糖代谢的调节。

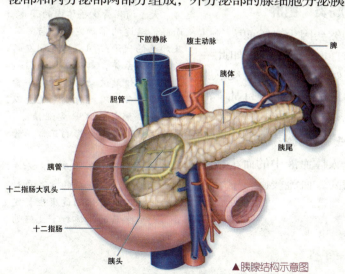

下腔静脉　腹主动脉　脾　胰体　胆管　胰尾　胰管　十二指肠大乳头　十二指肠　胰头

▲胰腺结构示意图

如何正确使用我们的消化系统

请不要挤掉我们的早餐

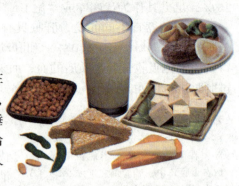

早餐重不重要？当然重要！但现在仍有很多人并未意识到早餐的重要性，加之由于早晨时间太紧张，很多人贪睡了一会儿又担心迟到，往往就把早餐给挤掉了。但是你知道吗，不吃早餐对人体有百害而无一利！

不吃早餐精力不集中，情绪低落

俗话说，早餐吃得像国王，午餐吃得像公主，晚餐吃得像乞丐。这是不无道理的。经过一整夜的消化，前一天的晚饭早已消耗殆尽，此时血糖指数较低，这时如果不吃早餐补充能量，就会使以葡萄糖为能源的脑细胞活力不足，人便出现疲倦、精神难以集中和记忆力下降、反应迟钝等症状。

不吃早餐容易衰老

不吃早餐，人体就会动用体内储存的糖和蛋白质，时间长了便会导致皮肤干燥、起皱和贫血等现象。

不吃早餐容易引发肠炎、肥胖

不吃早餐，午餐必然会因为饥饿而大量进食，导致消化系统一时间负担过重。如此一来，身体消化吸收就不好，很容易形成皮下脂肪，甚至导致肥胖；而且，不吃早餐打乱了消化系统的活动规律，容易患肠胃疾病。

不吃早餐患心血管疾病的概率加大

经过一夜的空腹，人体血液中的血小板浓度增加，血液黏稠度增高，血流缓慢，中风和心脏病的风险明显增加。

饮食与青少年生长发育

青春期是人生第二个快速成长阶段，这一时期的青少年会经历一段快速时间的成长。

在这一阶段，身体在短时间内发生急速变化，新陈代谢旺盛，活动量大，需要大量的营养支持。然而，青少年常有些不良的膳食习惯，如不吃早饭，三餐不准时，爱吃高糖、高盐、高脂肪的快餐食品，好吃零食等，极易造成消化不良、营养不均衡，从而影响身体的生长发育。

此外，面对日趋激烈的社会竞争，青少年背负的沉重学习压力，大量消耗青少年体内的营养。而且，前途的不确定性、与父母及师长的代沟隔阂、处理朋友间的人际关系等，都非常容易引起青少年的情绪波动，使青少年食欲减退，甚至有些青少年还会以抽烟、喝酒等方式来宣泄情绪、排除困扰，这都会影响正常的营养吸收。

所以，青少年朋友一定要有规律的饮食，用正确的方式应对压力，以保证身体的健康生长发育，为成年后的体质打下良好的基础。

防治溃疡病

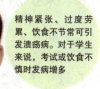

溃疡病是一种慢性消化系统疾病，是青少年中较为常见的一种疾病，对工作、学习、健康均有较大影响。

溃疡病按发病部位的不同分为胃溃疡和十二指肠溃疡，青壮年以十二指肠溃疡居多，且男性发病常多于女性。

溃疡病的病因和发病机制比较复杂，目前认为是胃十二指肠的一系列防御修复机制与致溃疡的各种侵袭因素之间失衡导致的。

精神紧张、过度劳累、饮食不节常可引发溃疡病。对于学生来说，考试或饮食不慎时发病增多

溃疡病的临床表现

◎长期慢性反复发作。溃疡病发病一般较缓慢，病期长达几年甚至几十年。而疼痛是本病的中心症状，缓解、发作常交替出现。

◎溃疡病常呈周期性发作。一般会持续几天、几周、几月不等。一般好发于春、秋两季。

◎对于没有并发症的病人，疼痛具有典型的节律性。一般胃溃疡疼痛常在饭后 0.5 小时至 1 小时发作，持续 1 小时至 2 小时后缓解。而十二指肠溃疡疼痛发在饭前或夜间作常，所以患有十二指肠溃疡的同学常在上午和下午第三、四节课时，感觉上腹部隐隐作痛。

溃疡病引起的疼痛可呈钝痛、胀痛或烧灼痛，此外，有的还伴有泛酸、烧心、嗳气等症状。溃疡病一般预后良好，少数人出现溃疡出血、穿孔、幽门梗阻等并发症，胃溃疡还可能导致癌变。

食管 溃疡 黏膜 黏膜下层 肌层 十二指肠 溃疡 溃疡 胃

▲胃溃疡的病理示意图

如何预防溃疡病

青少年溃疡病多是由生活习惯或紧张情绪造成的。若要战胜溃疡病，首先就要战胜自己，充分发挥主观能动性，平时做到劳逸结合，防止过度疲劳和紧张。饮食上要注意定时进食、杜绝暴饮暴食、养成细嚼慢咽的良好习惯。

对于已发生溃疡的青少年朋友来说，做到上面的几点尤为重要，因为那是治疗疾病的基础。同时避免进食刺激性食物，如酸辣食物、浓茶等。平时最好少食多餐。在溃疡病发作期宜进食易于消化且富含营养的食物。及时、充分、有规律的药物治疗常可控制溃疡病的发作，促进溃疡愈合。

保护肝脏，从控制体重做起

近年来，随着社会经济的飞速发展和生活方式的不断改变，青少年肥胖比例逐渐升高，直接导致与肥胖相关的肝病发病率不断攀升，发病渐呈低龄化。在澳大利亚、日本，以及欧美等发达国家和地区，肥胖已成为慢性肝病的首要病因，并成为病毒性肝炎、酒精性肝病以及药物和中毒性肝病的重要帮凶。而科学、合理的减肥则可有效减少肝病的发生，阻止肝病进展和防止肝病复发。为此，保护肝脏首先应从控制体重做起。

以往人们仅仅注意到体重不足（消瘦）可导致营养不良性脂肪肝，然而近年来临床上屡见不鲜的却是与肥胖相关的营养过剩性脂肪肝。大量流行病学调查表明，肥胖是健康儿童和成人肝功能酶学体检异常的主要原因。

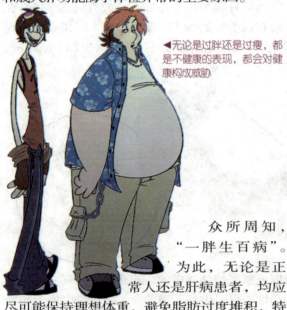

◀无论是过胖还是过瘦，都是不健康的表现，都会对健康构成威胁

众所周知，"一胖生百病"。为此，无论是正常人还是肝病患者，均应尽可能保持理想体重，避免脂肪过度堆积，特别要防止腰围增粗的内脏性肥胖。切记：增重容易，减肥难！对于有些消瘦的儿童和年轻人而言，并不是不会发福，而是时候未到。因此，各种保健措施和治疗的选择，均不能以热量过剩和肥胖为代价。

怎样知道你超重了？

根据世界卫生组织亚太地区成人肥胖标准：体重指数BMI（体重/身高的平方，千克/平方米）23～25为超重，25～30（不包括25）为肥胖，大于30为重度肥胖；男性腰围大于2尺7寸（90厘米）、女性腰围大于2尺4寸（80厘米)为内脏性肥胖。

儿童肥胖标准尚不统一，因为对于处在青春发育期的孩子来说，单单这一个指标还远远不够。但对于青春期的男孩来说，BMI的增加并不伴随脂肪比例的上升，反而可能有小幅度的下降，如此一来，只用BMI作为肥胖与否的评判标准就显然会出现偏差了。因此专家建议，考虑儿童是否肥胖时，至少要考虑体重指数BMI、腰围与身高的比值，以及体内脂肪比例三项。以下表格内容是参考数值。

年龄/岁	BMI	腰围/身高	身高/体重
2～6	<18		
6～9	<19		<20%
10～12	<21（女22）	<0.46	
13～15	<23		<20%（男）
16～18	<24		<25%（女）

当然，目前来说，自行测量体内脂肪比例可能有些困难，但健身房的分析仪器可以起到一定的初步筛查作用。需要提醒的是，这种分析仪所提供数据的准确度与测量时间、是否排空膀胱，甚至脚底是否有汗都有关系，误差较大（胖孩子的数值可能偏低，瘦孩子的数值则可能偏高），所以只能作为简单的衡量，更精确的测定还是应该由医院进行。

● 认识消化不良

消化不良，在临床医学上也是一个笼统的概念。在大多时候，消化不良仅仅是患者自己的主诉症状之一，如自觉腹胀、胃纳欠佳、大便稀溏等。其实，引起消化不良的原因很多，例如，胃和十二指肠部位的慢性炎症会使食管、胃、十二指肠的正常蠕动功能失调。此外，精神不愉快、长期闷闷不乐或突然受到强烈刺激等均可引起消化不良。

实际上，消化不良可以是功能性的，即消化系统功能的一时失调，功能性消化不良往往由缺乏胃动力、胃排空困难和胃肠运动欠佳引起，也有一些与感染幽门螺杆菌有关。

那么，是不是所有的消化不良都应服药治疗呢？

专家的意见是否定的。专家认为，有的消化不良属于自限性病变，其症状仅持续数日，不需要特殊治疗即可痊愈。对这类病人来说，服用药物显然是多余的，弄不好还会对机体造成新的危害。通常，只有对那些消化不良症状持续数周不愈的患者才需要做进一步的检查与药物治疗。

情绪与胃肠道

情绪是人类的情感反应，常伴有一系列生理反应，偏激的情绪往往会使这些变化加剧，从而对机体的正常活动造成一定的危害，其中胃肠道更是首当其冲。中医学中的"思伤脾"就是指情绪对胃肠道的不良影响。

骤然的恐惧、紧张等都会使交感神经强烈兴奋，使胃出口处的幽门括约肌紧缩，胃内容物无法排出，进而，整个消化道产生反射性痉挛，加上内脏血管收缩导致的供血不足，便会引发腹部疼痛。而长时间的焦虑紧张则可引起副交感神经的兴奋，使胃肠道的运动和分泌增加，如结肠过敏时的腹鸣、腹痛、腹泻。

总之，情绪和胃肠道关系密切，良好的情绪是保证身体健康不可缺少的。要善于控制情绪，努力做到身心愉快，让我们的胃肠道感觉良好。

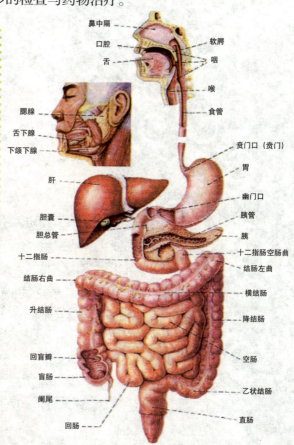

▲人类的消化系统模式图。看来，要做到消化、吸收功能正常，也非易事呢

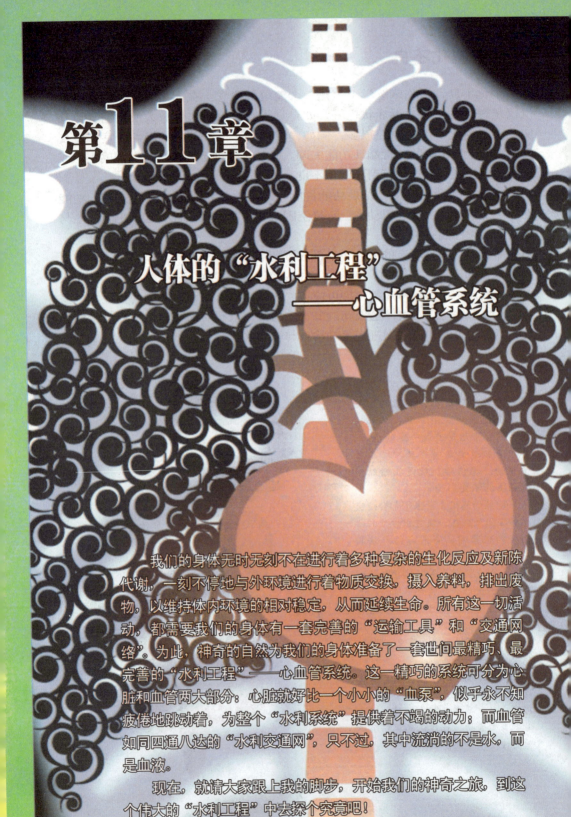

第11章

人体的"水利工程"
——心血管系统

我们的身体无时无刻不在进行着多种复杂的生化反应及新陈代谢，一刻不停地与外环境进行着物质交换，摄入养料，排出废物，以维持体内环境的相对稳定，从而延续生命。所有这一切活动，都需要我们的身体有一套完善的"运输工具"和"交通网络"。为此，神奇的自然为我们的身体准备了一套世间最精巧、最完善的"水利工程"——心血管系统。这一精巧的系统可分为心脏和血管两大部分：心脏就好比一个小小的"血泵"，似乎永不知疲倦地跳动着，为整个"水利系统"提供着不竭的动力；而血管如同四通八达的"水利交通网"，只不过，其中流淌的不是水，而是血液。

现在，就请大家跟上我的脚步，开始我们的神奇之旅，到这个伟大的"水利工程"中去探个究竟吧！

"水利枢纽"——心脏

把心脏称为"水利枢纽"一点也不为过，它处于整个"水利工程"的中心位置。正是它不知疲倦的跳动，推动了整个系统内血液不息的循环流动。心脏是名副其实的"血泵"。

心脏位于胸腔内，膈肌的上方，两肺之间，相当于第2与第6肋软骨之间，约2/3在正中线的左侧，就像是一个倒置的、前后略扁的圆锥体，有如一个桃子。"桃子"钝圆的尖端称为心尖，朝向左前下方，与胸前壁邻近。

现在，请你按照我的指示：找到你的锁骨，沿着锁骨找到它的两端并确定它的中点。沿着中点向下第一个凹陷便是第二肋间，继续向下数至第五肋间，然后向内滑动1厘米至2厘米，用你的食指、中指的指尖认真感觉一下。找到了吗？这里就是心尖。

心底朝向右上后方，与"血泵"和"水利交通网"的干道——大血管相连，大部分由左心房、小部分由右心房构成，四条肺静脉连于左心房，上、下腔静脉分别开口于右心房的上、下部。在上、下腔静脉与右肺静脉之间的是房间沟，房间沟是左右心房后面分界的标志。

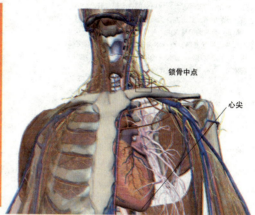

锁骨中点

心尖

💠 "血泵"的结构

◆ "血泵"的外形

近心底处有一横行的、绕心一周的冠状沟，是心脏外面分隔心房与心室的标志。在心室的前面及后（下）面各有一纵行的浅沟，由冠状沟伸向心尖稍右方，分别称前室间沟、后室间沟，为左、右心室表面的分界。

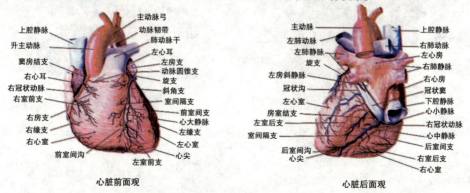

心脏前面观

心脏后面观

▲心脏结构及心肌示意图

读了上面的文字，不知你总结没有：心脏的表面有四条沟——冠状沟、房间沟、前室间沟和后室间沟。也许你已经隐约读出了心脏内部的结构，没错，这就是下面的内容——心房与心室。

◆ 心房与心室

心脏是一个中空的肌性器官，内有四腔：后上部为左心房、右心房，二者以房间隔分隔；前下部为左心室、右心室，二者以室间隔分隔。正常情况下，因房、室均有间隔，左、右半心是不直接相通的，但每个心房可经房室口通向同侧心室。四个腔的正常位置关系呈现轻度的由右向左的扭转，即右心偏于右前上方，左心偏于左后下方。

右心房

右心房的壁薄腔大，构成心的右上部，有三个入口、一个出口。其上方有上腔静脉口，后下方有下腔静脉口，全身的静脉血由此两口入右心房。另外一个入口叫作冠状窦口，心壁本身的静脉血由此入右心房。在右心房和右心室相通的地方有一个出口，称右房室口，右心房的血液经此流入右心室。

右心室

右心室有一个入口，即右房室口，其上缘附着三块三角形的瓣膜——三尖瓣。心室收缩时，室内血液受挤压而冲击瓣膜，三尖瓣关闭，血液便不会倒流入右心房。右心室有一个出口，即其上方的肺动脉口，右心室血液由此送入肺动脉，肺动脉口缘上有3个半月形瓣膜——肺动脉瓣（也称半月瓣），心室舒张时，肺动脉瓣关闭，血液便不会倒流入右心室。

▼右心房

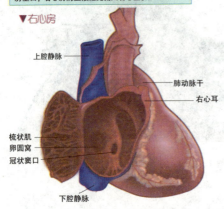

- 上腔静脉
- 肺动脉干
- 右心耳
- 梳状肌
- 卵圆窝
- 冠状窦口
- 下腔静脉

▼右心室

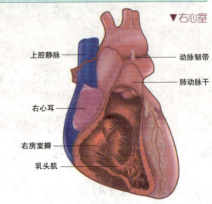

- 上腔静脉
- 动脉韧带
- 肺动脉干
- 右心耳
- 右房室瓣
- 乳头肌

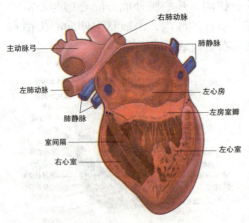

- 右肺动脉
- 主动脉弓
- 肺静脉
- 左肺动脉
- 左心房
- 肺静脉
- 左房室瓣
- 室间隔
- 左心室
- 右心室

▲左心房及左心室（流入道）

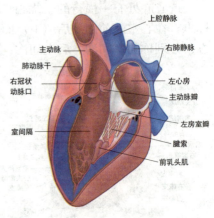

- 上腔静脉
- 主动脉
- 右肺静脉
- 肺动脉干
- 右冠状动脉口
- 左心房
- 主动脉瓣
- 室间隔
- 左房室瓣
- 腱索
- 前乳头肌

▲左心房及左心室（流出道）

左心房

左心房的后壁上有四个入口，即肺静脉口，每侧各两个。由肺进行气体交换后的新鲜血液，经肺静脉流入左心房。左心房有一个出口，即左房室口，血液由左心房经此口流入左心室。

左心室

左心室有一个入口，即左房室口，左心房的血液经此口入左心室。左房室口有二尖瓣，可防止左心室的血液倒流回左心房。在左心室上方有一个出口，即主动脉口，左心室的血液经此口流入主动脉。左心室承担着全身血液输送的职责，所以其肌层较右心室的肌层发达，约为右心室壁厚的3倍。左心室的主动脉口也有三个半月瓣，称为主动脉瓣，起着防止主动脉内的血液倒流入左心室的作用。

◆ "血泵"的"营养通道"——冠状动、静脉

心肌本身也要接受流经心房和心室血流的一小部分。一个动静脉系统（冠脉循环）向心肌提供富氧血液并将乏氧血液返流回右心房，分向心脏的左、右冠状动脉，起源于主动脉起始部。由于收缩时心脏受到很大压力，因此大部分血液都在舒张期流经冠脉循环。

右冠状动脉主要分布于右心房、右心室和室间隔后部，也分布于左心室后壁。左冠状脉又分为两支，一支为降支，一支为旋支，它们分布于左心房、左心室和室间隔前部，也分布于右心室的前面。心脏的静脉大致伴随冠状动脉分布，最后经冠状窦回流入右心房。

◆ "血泵"的"衣服"——心包

心脏虽然不停地做"运动"，可似乎还是很"怕冷"的，于是便"穿"了两层"衣服"："内衣"——心包脏层；"外衣"——心包壁层。

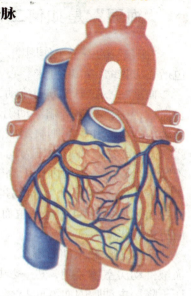

▲心脏中的冠状动脉及静脉

▼我们把心脏的"衣服"称作心包。心包是包绕心和出入心的大血管根部的浆膜囊，分壁层和脏层。心包脏层紧贴心肌表面，并在大血管根部反折而移行于壁层。心包壁层厚而坚韧，弹性小。在脏层和壁层之间有一个空隙，叫心包腔，内含少量浆液，有滑润作用，能减少心脏搏动时产生的摩擦

关于心脏的惊人数据

心脏的大小只相当于本人的拳头，其重量仅约300克，约占体重的0.5％。可这"小小"的心脏所蕴含的能力却是巨大的：在静息状态下，正常成年人每次心脏搏动约射出70毫升血液，对于一个健康成年男性，静息状态下如果平均心率为75次/分，平均搏出量以70毫升计，则每分钟心脏搏出量为5升，而在剧烈运动时则可高达35升/分。心脏每次搏动做功约0.803焦，以75次/分心率计，每分钟做功约为60.2焦。

据科学家推算，每天人体心脏跳动产生的能量，足以把9千克重的物体升高1米。一个人的心脏一生泵血所做的功，大约相当于将3万千克重的物体向上举到喜马拉雅山顶峰所做的功，能把100颗重量级的人造卫星送入地球轨道。

心脏搏出的血液在体内"旅行"的速度非常快，循环一圈仅需20秒，1小时内即可在体内循环180圈，1年157.68万圈，如果一个人活到80岁，血液便会在体内循环12 614.4万圈。全身血液24小时的循环总里程约为26.4万千米，是长江、黄河相加总长度的二十多倍。

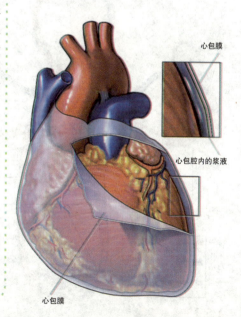

心包膜

心包腔内的浆液

心包膜

"血泵"是如何工作的

"血泵"的一个工作周期，即心脏一次收缩和舒张，也称为一个心动周期，包括心房收缩、心房舒张、心室收缩和心室舒张。

血液在心脏中单方向流动，经心房流向心室，由心室射入动脉。在心脏的射血过程中，心室舒缩活动引起的心室内压力的变化是促进血液流动的动力，而瓣膜的开放和关闭则决定血流的方向。心房开始收缩之前，整个心脏处于舒张状态，心房、心室内压力均较低，这时半月瓣（动脉瓣）关闭。由于静脉血不断流入心房，心房内压力高于心室，房室瓣处于打开的状态，血液由心房流入心室，使心室充盈。当心房收缩时，心房容积减小，内压升高，再将其中的血液挤入心室，使心室充盈血量进一步增加。心房收缩持续时间为0.1秒，随后进入舒张期。

心房进入舒张期后不久，心室开始收缩，心室内压逐渐升高，首先心室内血液推动房室瓣关闭，进一步推开半月瓣，射入动脉；当心室舒张时，心室内压下降，主动脉内血液向心室方向返流，推动半月瓣，使之关闭；当心室内压继续下降到低于心房内压时，心房中血液推开房室瓣，快速流入心室，心室容积迅速增加。此后，进入下一个心动周期，心房又开始收缩，再把其中少量血液挤入心室。可见在一般情况下，血液进入心室主要不是靠心房收缩所产生的挤压作用，而是靠心室舒张时心室内压下降所形成的"抽吸"作用。

值得注意的是，并非静脉中流的血就是静脉血，动脉中流的就是动脉血。因为肺动脉中流的是静脉血，而肺静脉中流的是动脉血。心脏内的动脉血和静脉血是完全分流的。

血液在心脏内是如何流动的？

首先，来自躯体的乏氧而富含二氧化碳的血液通过上、下腔静脉回流到右心房。当其充盈后，将血液推入右心室。其次，血液经过肺动脉瓣，右心室将血液泵入肺动脉进入肺部。在肺部内，血液流经广泛分布于肺泡周围的细小毛细血管床，并与肺泡内的气体进行气体交换，吸收氧气和释放二氧化碳，后者通过呼气排出。最后，这些富氧血液通过肺静脉流入左心房。医学上，将右心室-肺-左心房循环称为肺循环。当左心房充盈后，这些富氧血液被推入左心室。然后，主动脉瓣将血液泵入全身最大的动脉——主动脉，再通过各级动脉分布至全身。这些富氧血液将供应全身除肺外的所有器官组织，这被称作体循环。

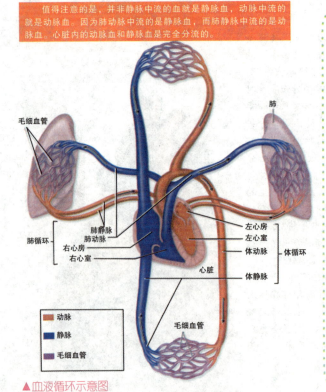

毛细血管

肺

毛细血管

肺静脉
肺动脉
右心房
右心室
肺循环

左心房
左心室
体动脉
体静脉
体循环

心脏

毛细血管

■ 动脉
■ 静脉
■ 毛细血管

▲ 血液循环示意图

我们的"水利交通网"——血管

心血管系统如同平原上大大小小的河岔，构成遍布身体[除角膜、毛发、指（趾）甲、牙质及上皮等处)]的"水利交通网"。这些大大小小的"河岔"被我们分为动脉、毛细血管及静脉。

🔴 动脉

动脉柔韧而富有弹性，是运送血液离开心脏的血管，从心室出发后，反复分支，越分越细，最后移行于毛细血管，并经受最高的血液压力（血压）。大动脉血管的管壁较厚，含有丰富的弹性纤维，具有可扩张性和弹性，有助于维持两次心搏之间的血压。较小的动脉和小动脉壁的肌层能调节其管径以增加或减少流向某一区域的血液。

左心室射血时，动脉内的压力升高，一方面推动动脉内的血液向前流动，另一方面使主动脉和大动脉被动扩张，容积增大。左心室不再射血后，主动脉瓣关闭，但扩张的主动脉和大动脉发生弹性回缩，把在射血期多容纳的那部分血液继续向外周方向推动。可见，主动脉和大动脉可以将左心室收缩时产生的能量暂时以势能的形式贮存，故它们被称为弹性储器血管。

随着动脉分支变细，管壁逐渐变薄，弹性纤维逐渐减少，而平滑肌的成分逐渐增多。小动脉和微动脉口径较小，且管壁又含有丰富的平滑肌，平滑肌的舒缩活动很容易使血管口径发生改变，从而改变血流的阻力。血液在血管系统中流动时所受到的总的阻力，大部分发生在小动脉，特别是微动脉，因此它们又被称为阻力血管。

小动脉和微动脉的收缩和舒张可影响器官和组织中的血流量。正常血压的维持在一定程度上取决于外周血管小动脉和微动脉对血流产生的阻力，即外周阻力。因其位于毛细血管之前，所以又被称为毛细血管前阻力血管。

头部和颈部血管
上臂血管
胸部血管
前臂血管
腹部血管
腕部和手部血管
大腿血管
小腿血管
踝部和足部血管

淋巴管

静脉　动脉

▲动脉和静脉示意图

正常的动脉　　　不健康的动脉
动脉壁
血凝块
脂肪沉积物

▶正常的与不健康的动脉血管示意图

毛细血管

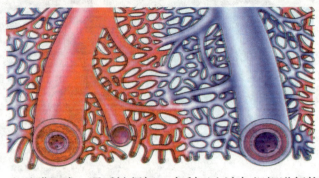

毛细血管网

毛细血管是分布最广的血管，分支很多，相互连成网状。在各类血管中，毛细血管的口径最细，只允许血细胞单行通过，数量最多，总的横截面积最大，血流速度最慢，管壁最薄，仅由单层内皮细胞和基膜组成，通透性很好，有利于血液与组织进行物质交换，因此毛细血管又称为交换血管。

毛细血管汇合成微静脉，管壁又逐渐出现平滑肌。到小静脉，管壁已有完整、平滑的肌层。微静脉和小静脉的平滑肌舒缩，同样可以改变血管的管径和血流的阻力，故而它们又称为毛细血管后阻力血管。

毛细血管在动脉与静脉之间起着桥梁作用。其管壁极薄，可允许血液中的氧气和营养物质进入组织，同时亦允许组织内的代谢产物进入血液。随后，这些血液流经小静脉、静脉，最后回到心脏。

静脉

静脉和相应的动脉相比，数量大、管径小、管壁薄、易扩张。静脉的管壁也分内膜、中膜和外膜三层，但三层的分界不明显。通常，当人安静时，静脉内可容纳 60%~70% 的循环血量，因此静脉血管又叫容量血管。

关于血管的惊人数据

人体内布满了密密麻麻的血管，共有 1 000 多亿条。据科学家估计，如果将一个成年人体内的所有血管接成一条线，其总长度为 96 000 千米至 150 000 千米，可绕地球 2.5 圈至 4 圈。而一个体重 60 千克的人，其毛细血管的总面积可达 6 000 平方米。

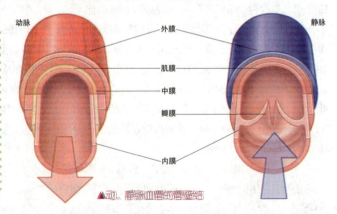

动脉　　　　　　　　　　　　　静脉

外膜　肌膜　中膜　瓣膜　内膜

▲动、静脉血管的管壁结构

至此，我已经把这个复杂、精致的"水利工程"讲解完毕。在结束这次美妙的旅程时，我想到一个词——生生不息。这个精致的系统及其中不断流动的血液，如同一个纽带，将构成完整机体的、不可或缺的各个部分紧密连接在一起。

如何照料我们的"水利工程"

怎样保护我们的心脏

心脏处于整个"水利工程"的中心位置，为整个"水利工程"提供血液流动的推动力，为全身组织、器官的正常工作提供保障。一旦心跳停止，生命也将难以持续。所以，这个小小的"血泵"尤其需要我们的呵护。

那么，我们应该怎样保护它呢？

控制体重

请你务必牢记：脂肪对于我们的健康来说是必需的，但绝非多多益善。

如此强调控制体重的另外一个原因是，我们现在的生活比以往任何时代都优越，可我们的身体还没有适应这样富足的生活，它会将我们摄入的多余热量变成脂肪，而不是消耗掉。所以，对于今天的人们来说，控制体重也变得比以往任何时代都困难。

> 多余的脂肪会让我们的血液变得"油腻"而"黏稠"，更可怕的是，它还会侵蚀我们的血管，尤其是那些血流量大、承受了更多压力的血管，如冠状动脉。最终的结果就是，这些"可怜"的血管内壁上形成了令医生都感到头疼的，我们称之为"粥样斑块"的病变，病变的血管会变得狭窄，甚至闭塞，若依靠这样病变的血管供血，器官自然也就难以幸免。这就是冠状动脉粥样硬化性心脏病（我们通常所说的冠心病）的基本病理。

适量运动

你如果发现自己太胖，不必难为情，和我一起去运动吧。

经常性适当运动，对于我们小小的"血泵"是一个良好的锻炼方式，可以提高它的储备能力，帮助我们消耗掉多余的脂肪，以及保持血液和血管内皮（血管内壁表面的一层细胞）的健康，对于防止心血管疾病的发生有重要作用。

▲虽然，数字总是让人感到枯燥，但这些数字绝对不能不提。研究表明：体重增加 10％，冠心病危险增加 38％；体重增加 20％，冠心病危险增加 86％

> **快速判定自己的体重是否超标**
> 在这里，我给大家提供两个公式：
> 理想体重(kg) ＝身高（cm）－105
> 体重指数＝体重（kg）/身高（m²）
> 合适的体重指数应当在18.5~22.9。
> 参照这两个公式，请你赶紧计算一下，不管是过胖还是过瘦，都请你立刻加入体育锻炼的大军之中！

怎样运动才科学?

对于不同的个体,合适的运动方式也不尽相同,应当结合个人的体质、生活习惯等为自己量身定做。大的原则是:对心脏有良性刺激的、最恰当的运动是有氧运动,如速度适中的快走、慢跑、骑车等;还可选择能增强胸部肌力的器械锻炼,如上肢的卧推、拉臂,它们可增加心脑血管的良性负荷。

如果你的身体健康,那么建议你每天或隔天在15点到21点,利用0.5小时至1小时进行一项你所喜爱的有氧运动。至于强度的控制,有一些计算心率的方法,不过,没有人会真正在运动时进行"心率监测"。最方便的标准就是:没有明显的不适,并微微出汗。

当然,上述建议只是给健康人的。对于心脏有这样或那样问题的人,运动则是一件需要十分谨慎对待的事情,最好还是听从医生的建议!

▼吸烟的危害

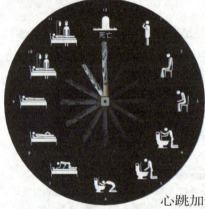

◆ 不吸烟

跟青少年朋友谈这个问题并非没有必要。即使你是一个远离烟草的孩子,也不要略过这一段,至少你可以把这些讲给吸烟的爸爸或朋友听。关于"吸烟有害健康"的资料多得可怕,并存在着一些模糊不清的地方,但结论却是千真万确的——吸烟有害健康!我们最熟悉的烟草中的有害物质恐怕就是尼古丁了。

尼古丁又称烟碱,可使人产生依赖,使人心跳加快、血压升高(过量吸烟又可使血压下降)、心脏耗氧量增加、血管痉挛、血液流动异常及血小板的黏附性增加。

可以说,烟草毒害到了人体从发梢到脚趾的每一寸地方,甚至毒害到了吸烟者身边的每一个人。

尼古丁到底有多大的毒性?

把两支烟卷中的尼古丁(约60毫克)注入人体就可致人死亡。

烟草燃烧时所产生的气体含有几千种物质成分,致癌物有四十余种,促癌物有十余种。其有毒物质还有烟焦油、一氧化碳、氮氢化合物、氢氰酸及其他氢氰化合物,以及砷、铅、汞等。

弗明汉心脏病研究——一个开展了五十余年的权威的心脏研究指出:平均每天吸烟10支,能使男性心血管死亡率增加18%,女性心血管死亡率增加31%。

◆ 戒酒

关于酒精与健康的关系,从来都是众说纷纭。大量的研究结果表明,适量饮酒可以降低心脑血管死亡率。这也给众多爱喝酒的人一个似乎合理的借口。于是,人们猜测:也许酒精能让我们的血液变得稀薄一些。但你要注意我的措辞,这里指明"适量"!大量摄入酒精可导致高血压。稍后,我会告诉你高血压的危害,现在,你只需要知道:大量饮酒会使心脏的负担加重,并最终把我们的"血泵"累坏。

◆ 合理饮食

　　经济发展为不健康的生活方式提供了物质条件。因此，我们必须明确一点，心血管病流行虽然不能说是经济发展的必然结果，但却是人类违背了自然规律而得到的一种惩罚。例如西式快餐，富含高热量、高饱和脂肪酸，现在在我国广泛流行，得到了不少青少年的青睐，长期食用这些快餐，会严重影响其身体健康。我们应该更多地效仿祖先，多吃植物性食物（谷类、蔬菜和水果等），少吃动物性食物（鱼类除外），尤其要少吃含饱和脂肪酸和胆固醇高的食物，远离"垃圾食品"。

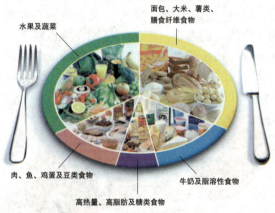

水果及蔬菜

面包、大米、薯类、膳食纤维食物

肉、鱼、鸡蛋及豆类食物

牛奶及脂溶性食物

高热量、高脂肪及糖类食物

▲饮食应做到低热量、低脂肪、低胆固醇，这样才能达到合理膳食、均衡营养的目的

◆ 规律生活

　　情绪与健康之间存在着千丝万缕的联系。无论对什么年纪的人来说，不良情绪都是有害的。人的情绪一旦紧张、激动，就会使交感神经兴奋、儿茶酚胺增加，导致心跳加快、血压升高，心肌耗氧量明显增加，加重冠心病、心衰患者的病情。更为严重的是，这些变化有时会导致致死性的心律失常，引起心脏骤停而危及生命。

　　古人所提倡的"和喜怒而安居处，节阴阳而调刚柔"可说是保养心脏的一个座右铭。

人更像食草动物

　　很多人认为我们人类是食肉动物，其实，人类的身体结构及生理功能更像食草动物。大家一定会觉得奇怪，那么不妨看一下食草动物和食肉动物的比较。

	食肉动物	食草动物
肢体	有爪	无爪的手或蹄
牙齿	锐利	平钝
肠	短	长
饮水方式	舔	饮
降体温方式	喘气（无汗腺）	出汗（有汗腺）
获取维生素方式	自身制造	从食物中得到

　　通过比较我们一目了然——人类更像食草动物！

　　虽然人类逐渐成了杂食动物，但食草动物的基本特性一直没有明显变化且保留至今。但近200年来，经济的发展使人类的食谱发生了很大变化，如远离素食和谷类食品，摄入过多的肉类。与人类进化历史相比，这种变化太快了，以至于以"食草"为特征的人类基因和生理功能难以适应新状况，并最终导致了包括现代心脏病在内的许多新的疾病。

　　流行病学研究证明，"经济发展→不健康生活方式流行→心血管病流行"是有明显因果关系的三部曲。最典型的例子就是瑙鲁。瑙鲁本是一个贫穷的小岛，20世纪60年代末，因发现了稀有矿产而一夜之间变成了太平洋岛国首富。没想到，几年以后，糖尿病、肥胖、心血管病在瑙鲁大流行，50岁以上的人群70％患有糖尿病，成为世界之最，瑙鲁政府和人民为此付出了沉重的代

▼养成健康的生活习惯，保持心情愉快，避免情绪激动和过度劳累

正确认识先天性心脏病

所谓"先天性"就是指出生时即已经存在的疾病。在人胚胎发育时期（怀孕初期2个月至3个月），由心脏及大血管的形成障碍而引起的局部解剖结构异常，或出生后应自动关闭的通道未能闭合（在胎儿属正常）的心脏疾病，称为先天性心脏病，其发病率为0.7%~0.8%。

其实，先天性心脏病是一类病，而不是一种病。毕竟，正常的都是类似的，而畸形的却可以是多样的。先天性心脏病的种类很多，常见的有：房间隔缺损、室间隔缺损、动脉导管未闭、肺动脉瓣狭窄、法洛三联症和法洛四联症等。

这么多的种类，大部分读者自然无法全部了解，其实，大家最关心的可能还是怎样尽早地发现这个可怕的"家伙"的存在。而且，早期发现也是十分重要的，发现过晚也许会失去最佳治疗时机。当然，及时地做出正确的判断并不容易，但如果哪里出现了"不对劲"，还是应该能够发现的。记住以下几点，对于早期发现这些"不对劲"是很有帮助的。

发绀 是发绀型先天性心脏病的突出表现。它可于出生后持续存在，也可于出生后3个月至4个月逐渐明显，常出现在唇、指甲、耳垂、鼻尖及口腔黏膜等血管丰富的地方。出生后发绀持续存在为发绀型先天性心脏病，如大血管错位、肺动脉闭锁、肺动脉狭窄、法洛四联症等的表现。

心脏杂音 绝大多数先天性心脏病都可听到杂音，且这种杂音较响亮，持续时间也较长。有的新生儿时期也可听到杂音，不过在几个月至一岁时却消失了，这是生理性杂音，应加以区别。但也有约1/3的先天性心脏病在新生儿时期无杂音。

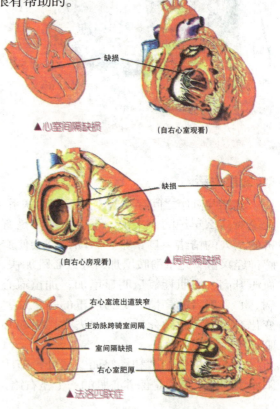

缺损

▲心室间隔缺损

（自右心室观看）

缺损

（自右心房观看）

▲房间隔缺损

右心室流出道狭窄

主动脉跨骑室间隔

室间隔缺损

右心室肥厚

▲法洛四联症

▶有些小孩，平时并无发绀，只是在哭闹、屏气或患肺炎时才出现发绀，这称为潜在发绀型先天性心脏病，如室缺、房缺等

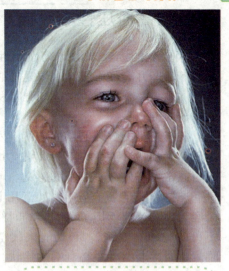

心衰反复出现 当呼吸道感染时，极易出现心力衰竭。表现为烦躁不安、呼吸困难、心率增快、心脏扩大及肝脏肿大等。

杵状指（趾）和红细胞增多症 发绀型先天性心脏病几乎都伴有杵状指（趾）和红细胞增多症。杵状指（趾）的机理尚不清楚，但红细胞增多症是机体对动脉低血氧的一种生理反应。

发育障碍 先天性心脏病的患儿往往发育不正常，多表现为瘦弱、营养不良、发育迟缓等。

蹲踞 发绀型先天性心脏病的患儿，特别是法洛四联症的患儿，常在活动后出现蹲踞体征，这样可增加体循环血管阻力从而减少心隔缺损产生的右向左分流，同时也使更多的静脉血回流到右心，从而改善肺部血流。

大多数先天性心脏病都是需要手术治疗的，所以请及时就医，以免延误病情。

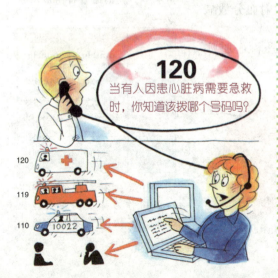

120
当有人因患心脏病需要急救时，你知道该拨哪个号码吗？

120
119
110
10022

什么原因让心脏变得畸形？

非常遗憾地告诉大家，就目前的研究还不能明确地回答这个问题，但并不表明这个问题没有答案。目前公认的说法是：先天性心脏病是遗传和环境因素等复杂关系相互作用的结果。

环境因素（这是目前可以宣称确有关系的一个因素）：感染。宝宝在妈妈肚子里的前三个月是一个危险时期。如果这期间妈妈被病毒或细菌感染，尤其是风疹病毒和柯萨奇病毒，则出生的婴儿先天性心脏病的发病率较高。另外，一些复杂而模糊的可能也是导致先天性心脏病的环境因素，如羊膜的病变、胎儿受压、妊娠早期先兆流产、母体营养不良、糖尿病、苯丙酮尿症、高血钙，以及放射线和细胞毒性药物在妊娠早期的应用和母亲年龄过大等均有使胎儿发生先天性心脏病的可能。

遗传因素（基本可确定的一个因素，但还需进一步确定）：先天性心脏病具有一定程度的家族发病概率，可能由父母生殖细胞、染色体畸变导致。遗传学研究认为，多数先天性心脏病是由多个基因与环境因素相互作用造成的。

另外，出生地海拔高度和性别也与本病的发生有关。

认识高血压性心脏病

用专业的描述来讲，高血压性心脏病就是血压长期升高使心脏（主要是左心室）负荷逐渐加重，左心室因代偿逐渐肥厚和扩张而形成的器质性心脏病。

在较早的时候，心脏肌肉的"发达"可以抵偿高血压的不良影响，称为心功能代偿期。这时通常没有什么不舒服的感觉。可是，当这种病态持续数年、十余年，甚至几十年，心脏已经为你的疏忽承担了足够多的时候，它便会不可避免地"累倒"，心功能失代偿期就会来临。这时逐渐出现左心衰竭的症状，开始时仅是在劳累、饱食或说话过多时感到心悸、气喘、咳嗽，之后症状逐渐加重，不适感常常不期而至，甚至表现为夜间阵发性呼吸困难并痰中带血，严重时可发生急性肺水肿（这时最具代表性的症状就是不断咳出粉红色泡沫样痰）。

如果我们能亲眼看一看这时可怜的"血泵"所变成的样子（事实上，通过超声心动图是可以看到的），就会发现：主动脉已经扩张，左、右心室壁已经肥厚得令你瞠目结舌，而各心腔也已扩大。如果恰恰在这时发生心力衰竭，便可以见到心肌运动减弱，瓣膜无力关闭（二尖瓣、三尖瓣及主动脉瓣有舒张期返流），已无法射出像平时一样多的血液（射血分数减低）等情况。

由此可见，预防和避免高血压性心脏病的关键在于控制我们的血压。

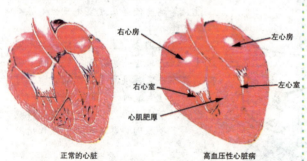

右心房 　左心房

右心室 　左心室

心肌肥厚

正常的心脏　　高血压性心脏病

▲患高血压性心脏病的心脏与正常心脏的对比

什么叫血压？

血液在血管里流动，必然存在对血管壁的压力，这个压力就叫作血压。血压的形成与血容量、心室收缩时的射血量、外周血管的阻力及大动脉的弹性有关。

在有足够的血容量条件下，心脏收缩，射出血液，动脉血压上升，血压上升的最高值称为收缩压；心脏舒张，动脉血压下降，血压下降所达到的最低值为舒张压。正常人的血压随年龄的增长而逐渐增加，但在不同的生理状态下也有一定程度的波动，例如人在睡眠时血压下降，而活动时血压上升。以下是血压的几个参考值。

状态	收缩压/mmHg	舒张压/mmHg
理想	<120	<80
正常	<140	<90
正常高值	130~139	85~89

自然，血压过高、过低都是不好的。而我们更关心的是血压过高的情况。根据血压升高水平，我们通常将高血压分为三级。

分级	收缩压/mmHg	舒张压/mmHg
一级（轻度）	140~159	90~99
二级（中度）	160~179	100~109
三级（重度）	≥180	≥110

当然，不能将偶尔测得的血压作为标准，在安静状态下，多次测量才能正确反映血压水平。

❶胖人易患高血压。肥胖会使血容量相应增加，使心脏负担加重并使血管阻力增加，故此易发生高血压。瘦人虽不像胖人血容量大，但也会由其他因素造成高血压。

❷喜食咸味者易患高血压。食盐中含有钠，钠易与体内的水结合生成水合化合物。喜食咸味，摄入的钠就多，消耗的体内水分就多，便会使血容量增大，从而造成高血压。

❸饮酒多的人易患高血压。积存在体内的酒精会损害动脉血管，使动脉硬化、血压升高，若同时还吸烟的话，则更会加剧血压的升高。

❹精神长期紧张和性格急躁的人易患高血压。长期的不良刺激，如精神紧张、情绪激动、噪声等，加上体内生理调节不平衡，便会导致大脑皮层高级神经功能失调，易患高血压。

❺遗传因素。患高血压的遗传因素约占30%。有高血压家族史的人，若同时有不良嗜好或经常遭受不良刺激，更易患高血压；但若养成良好的生活习惯，同样可以避免患高血压。

❻老年人易患高血压。随着年龄增加，血管弹性变差，小动脉阻力增加，血压随之增高。持久的高血压会使动脉壁损伤，这样又会加重动脉硬化，二者互为因果关系。

什么是冠心病?

想必你对"冠心病"这个名词不会感到陌生，事实上，这是一个简称，它的全称是冠状动脉粥样硬化性心脏病。从这个"面目狰狞"的名字上，你或许已经看出些门道来，它的本质是冠状动脉的粥样硬化使管腔狭窄或阻塞，进而使心肌缺血、缺氧（心绞痛）或心肌坏死（心肌梗死）。

那么，什么是粥样硬化呢？简单地说，一些目前还不太清楚的因素损伤了我们的动脉内膜，动脉对这种损伤做出一些反应，结果就使我们的动脉内膜变得不再平整，于是脂肪物质沿血管内壁开始不断堆积。这个过程就被称为动脉粥样硬化。之后，心肌由于得不到足够的养分而"饥饿"，出现心绞痛，甚至最终"饿死"，也就是我们常说的心肌梗死（这要比心绞痛更痛，常常出现濒死的恐惧感）。

冠心病病变往往始于儿童，动脉粥样硬化病变的形成是一个漫长的过程。因此，必须从小养成良好的生活习惯、健康的生活方式。

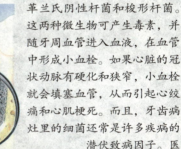
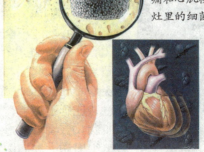

一些临床调查告诉我们，冠心病患者几乎都有牙周炎。国内外的医学研究证实，在发炎的牙周组织中，存在大量的革兰氏阴性杆菌和梭形杆菌。这两种微生物可产生毒素，并随牙周血管进入血液，在血管中形成小血栓。如果心脏的冠状动脉有硬化和狭窄，小血栓就会填塞血管，从而引起心绞痛和心肌梗死。而且，牙齿病灶里的细菌还常是许多疾病的潜伏致病因子。医学生理学家还发现，咀嚼活动有调节心脑血流量的作用。因此，保护好牙齿有利于预防心脑血管疾病。

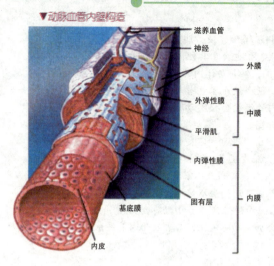

▼动脉血管内壁构造

滋养血管
神经
外膜
外弹性膜
平滑肌 ｝中膜
内弹性膜
基底膜
固有层 ｝内膜
内皮

什么是心肌炎

心肌就是指心脏的肌肉，心肌炎就是指心肌中有局限性或弥漫性的急性、亚急性或慢性的炎性病变。

心肌炎的病因

根据引起炎症的不同原因，心肌炎也可分为许多种，可见，这又是一大类疾病。常见的有病毒性心肌炎、细菌性心肌炎、寄生虫性心肌炎、自身免疫性心肌炎和特发性心肌炎等，其中又以病毒性心肌炎最常见。

心肌炎的病因有感染、理化因素、药物等，其中以感染因素最为常见，主要分为病毒感染和细菌感染。导致心肌炎的常见病毒有柯萨奇病毒、埃可病毒、脊髓灰质炎病毒等；导致心肌炎的常见细菌有白喉杆菌、溶血性链球菌等。除此之外，某些真菌和寄生虫也可导致心肌炎。

另外，还有一些因素也可促发心肌炎，如过度运动可致病毒在心肌内繁殖、复制，加重心肌炎症和坏死；细菌和病毒混合感染时，可起协同致病作用；妊娠可加快病毒在心肌内的繁殖，围生期心肌病就可能是病毒感染所致；营养不良、高热、寒冷、缺氧、过度饮酒等均可诱发病毒性心肌炎。

心肌炎的病症

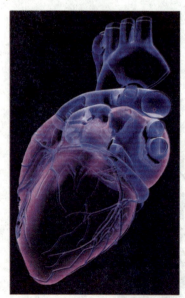

保护我们的心脏，从健康生活开始

心肌病变范围大小及病变程度的不同，心肌炎的表现也不尽相同。轻者可无临床症状；重者可发生猝死。

青壮年发病较多，常有原发感染的表现，如病毒性者常有发热、咽痛、咳嗽、呕吐、腹泻、肌肉酸痛等症状。患者大多在感染病毒1周至3周后出现心肌炎的症状，心律失常可致心悸、无力。感染累及心包膜及胸膜时，会出现胸闷、胸痛，亦可有类似心绞痛的表现。严重者或心功能不全者，甚至会出现休克。

一旦怀疑患有心肌病，切不可讳疾忌医，因为心肌病是一类尤其需要早发现、早治疗的疾病。诊断及时并经适当治疗者，可完全治愈，迁延不愈者，可形成慢性心肌炎或导致心肌病。患者需要进行充分的卧床休息，以减轻组织损伤，加速恢复。

第12章

人体的"废物处理站"
——泌尿系统

　　人体在每天摄入各种营养物质的同时，还必须及时将体内代谢产生的废物通过一定的途径排出体外，这就是泌尿系统的主要作用，所以，泌尿系统也可称为人体的"废物处理站"，它对人体内环境的稳定起着不可或缺的作用。我们知道，作为新陈代谢的一部分，排泄和吸收同样重要，我国每年都有大量因肾功能衰竭而需要借助透析来维持生命的患者。

　　那么，我们的"废物处理站"究竟是如何工作的？我们应该怎样做才能保证系统健康、有序地完成工作呢？

　　快点让我们走进这座神奇的"工厂"吧。

泌尿系统的结构和功能

　　泌尿系统由肾、输尿管、膀胱和尿道组成。它们的共同合作将我们人体中的各种代谢产物及多余的水分顺利排出体外，以维持机体的正常运转。那么，我们的"废物处理站"究竟是如何工作的？我们应该怎样做才能保证系统健康、有序地完成工作呢？

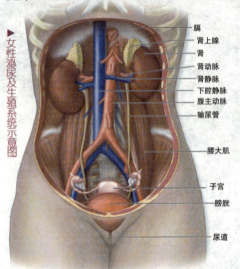

▶ 女性泌尿及生殖系统示意图

膈
肾上腺
肾
肾动脉
肾静脉
下腔静脉
腹主动脉
输尿管
腰大肌
子宫
膀胱
尿道

⬤ 肾

　　肾是完成泌尿系统功能的最主要器官，也是泌尿系统中结构最复杂、最重要的器官。可以说，它是这个复杂的"废物处理站"的核心，它形成尿液，而其他三个部分的主要功能是将肾形成的尿液排出体外。

◆ 肾在人体中的位置

　　肾位于腰部脊柱两侧，左右各一，贴于腹后壁的上部，右肾上邻肝脏，故略低于左肾。在我们人体腰背部大块竖行肌肉（竖脊肌）的外侧缘与最下肋骨（第12肋）之间的部位称为肾区，其内部便是我们的肾脏所在。一些肾疾患者在叩击或触压此处时会感到疼痛。到此，你是否仍一头雾水？没关系，现在就教你一个简单的方法来确认它的位置：手背向后，双手撑腰，你手心的位置基本上就是我们所说的"肾区"了。

◆ 肾的形态及构造

　　肾左右各一，大小约11厘米×6厘米×2.5厘米，重100克至150克，形似蚕豆，呈红色，表面光滑。两肾的形态、大小、重量大致相同，分上下两端、内外两侧缘和前后两面。上端宽而薄，下端窄而厚；前面较凸，朝向前外侧，后面较平，紧贴腹后壁；外侧缘凸隆，内侧缘中部凹陷，是肾血管、输尿管、神经及淋巴管出入之处，称为肾门，其排列顺序为肾静脉—肾动脉—输尿管，该处合称为肾蒂。肾门向肾内延续为由肾实质围成的肾窦，窦内容纳肾小盏、肾大盏、肾盂、肾动脉和肾静脉的分支，以及淋巴管、神经等。

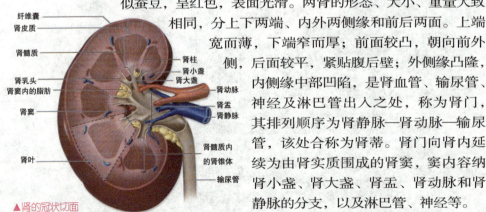

纤维囊
肾皮质
肾髓质
肾乳头
肾窦内的脂肪
肾窦
肾叶
肾柱
肾小盏
肾大盏
肾动脉
肾盂
肾静脉
肾髓质内的肾锥体
输尿管

▲ 肾的冠状切面

　　肾血管可以被比作运输肾处理污水的原料（血液）的管道，肾动脉和肾静脉均与人体的主干血管直接相通，肾动脉起始部的外径平均为 0.77 厘米，几乎与手指一般粗了。双侧肾静脉直接注入下腔静脉。

　　肾的表面还有三层被膜包绕，对肾起固定和安全的作用，由外向内依次为肾筋膜、脂肪囊和纤维囊。

　　以上讲的是肾的外部形态，要深刻了解我们的肾是如何工作的，我们必须把它剖开并且放大来看。

　　从肾的冠状切面上来看，肾实质可分为肾皮质和肾髓质两部分。肾皮质位于肾实质的表层，主要由肾小体和肾小管构成。肾髓质位于肾皮质的深面，主要由15个至20个锥体构成，肾锥体色淡呈圆锥形，肾锥体的尖端钝圆叫肾乳头。肾产生的终尿就是通过肾乳头流入肾小盏内。2 个至 3 个肾小盏合成肾大盏，再由 2 个至 3 个肾大盏汇合成肾盂，肾盂离开肾门向下弯，

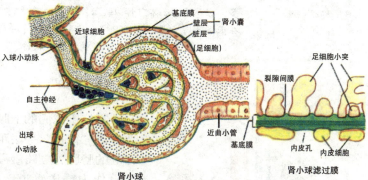

▶肾单位是肾脏结构和功能的基本单位，每个肾单位由肾小体和肾小管组成，肾小体内有一个毛细血管团，称为肾小球。肾小球是个血管球，由肾动脉分支形成。肾小球外有肾小囊包绕。肾小囊分两层，两层之间有囊腔与肾小管的管腔相通

移行于输尿管。

◆ 肾的尿液形成原理

　　尿液的形成是泌尿系统这个"废物处理站"的核心，其形成主要经过肾小球滤过，肾小管和集合管重吸收，肾小管和集合管分泌、排泄三个连续过程。

　　肾小球的滤过是肾形成尿液过程的第一个主要步骤。循环血液流过肾小球毛细血管时，血浆中的水和小分子溶质，包括少量分子量较小的血浆蛋白，通过滤过膜滤到肾小囊的囊腔内形成超滤液（原尿）。而每天经肾小球滤过的液体最终仅有 1 ％形成尿液排出体外。

　　肾小管和集合管还有分泌功能，结合其重吸收功能，可以对钾离子、钠离子及酸性物质的排泄进行调节。

　　尿液形成后，肾中数百万个肾单位形成的尿液汇集于肾盂，经过输尿管的运输，暂时储存在膀胱里。

◆ 肾的功能

　　肾除了能生成尿液，还能排泄代谢产物、维持体液及体内酸碱平衡。此外，它还具有内分泌功能。

　　肾的内分泌功能对人体的正常运转非常重要，它分泌的激素主要有肾素、前列腺素、激肽、促红细胞生成素等。

肾功能自测

根据自己最近一周的身体情况回答以下问题：
● 在一杯清水中倒入少量尿液，水是否仍然清净？
● 正常饮水情况下，是否夜尿3次以上？
● 是否存在排尿无力、淋漓不尽的现象？
● 早晨起床，眼睛是否浮肿？
● 在不提重物的情况下，走到3楼就会感到两腿无力吗？
● 坐着看电视，两小时就会感到腰酸吗？
● 做饭时，站立超过1小时就会感到腿发软吗？
● 是否总想闭目养神，注意力不集中？
● 洗头时，头发是否会大量脱落？
● 是否总感到有困意，却睡不着；好不容易睡着，又容易醒？

评析：如果回答"是"不超过3个，肾功能还算健康，应继续保持良好的生活习惯；如果回答"是"3个至5个，表明最近熬夜较多，容易倦怠，不可掉以轻心；如果回答"是"5个至7个，说明存在很多有害于肾的生活习惯，应引起重视；如果回答"是"超过7个，你的肾已受到伤害，应尽快去医院就诊。

▲你看我的眼睛浮肿吗?

▼输尿管是细长的肌性管道，位于脊柱两侧，左右各一。上端始于肾盂，下端终于膀胱，成人长25厘米至30厘米

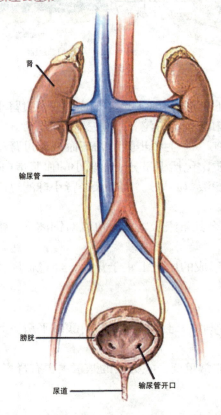

肾

输尿管

膀胱

尿道

输尿管开口

输尿管

肾位于我们的上腹部，尿液生成后要经过"很长"一段距离才能进入位于盆腔的膀胱，"路漫漫"需要细长的输尿管作为输送管道，所以输尿管就是"废物处理站"的输送管。

输尿管有三处狭窄，分别在起始处、跨越骨盆上口边缘处和穿膀胱壁处。尿路结石下降时，易在狭窄处滞留，使结石患者感到异常疼痛，甚至导致输尿管出血，形成血尿。

膀胱

膀胱是一个囊状的肌性储尿器官，伸缩性较大。人体的结构总是很奇妙，试想，如果在输送尿液的途径中没有舒缩自如的膀胱，该如何是好？

膀胱上连输尿管，下接尿道，位于小骨盆腔内，前有耻骨联合，后方有男性的精囊腺、输精管和直肠，或女性的子宫和阴道。

膀胱空虚时呈锥形，分膀胱尖、膀胱底、膀胱体、膀胱颈。在膀胱底内面有膀胱三角。三角的三顶角分别是尿道内口和左、右输尿管开口。在左、右输尿管口之间有输尿管间襞。

膀胱的形状、大小、位置和壁的厚度随尿液的充盈程度而异，一般正常人的膀胱容量为350毫升至500毫升，超过500毫升时，膀胱就会因张力过大而产生疼痛。这就是每天清晨我们醒来总是因膀胱的膨胀不得不起来去排尿的原因。一般来说，膀胱的最大容量为800毫升，当然还存在着个体差异。

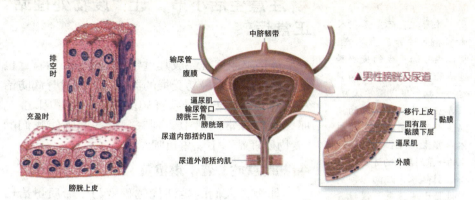

▲男性膀胱及尿道

▼女性膀胱及尿道

尿道

尿道是排尿管道的最后一段，是从膀胱通向体外的管道。由膀胱下口（尿道内口）开始，末端直接开口于体表。

男、女尿道有很大不同。女性尿道短、阔、直，长3厘米至5厘米，紧贴阴道前壁，故易引起逆行性感染。男性尿道与生殖系统关系密切。

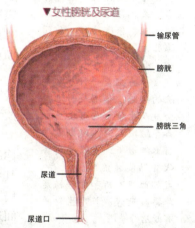

什么是排尿反射？

排尿是一种反射活动，除受交感神经和副交感神经支配外，还受躯体神经的协同作用和中枢神经意识的调控。

当膀胱充盈时，膀胱壁的感受器受到牵拉，通过传入神经（盆神经）将信息传入脊髓骶段，信息处理后，由传出神经（副交感神经）到达逼尿肌，使逼尿肌收缩。但如果充盈程度较低，则逼尿肌短暂收缩后自行舒张，继续充盈后，上述的排尿反射就会频繁发生。

膀胱充盈的信息也可传到脑的高级中枢，引起主观的尿意，大脑中枢可以通过意识控制（抑制或易化）排尿反射。

当高级中枢准备排尿时，膀胱逼尿肌强烈收缩，而膀胱括约肌舒张，产生排尿。排尿一旦开始，会产生一种"自我再生"现象，进一步加强逼尿肌的收缩和括约肌的松弛，这种"自我再生"现象不断进行，直到膀胱完全排空。当然整个过程可以由高级中枢意识控制，膀胱没有充盈也可排尿。

如何保护我们的"废物处理站"

尿毒症实际上是指人体不能通过肾产生尿液，将体内代谢产生的废物和过多的水分排出体外而引起的疾病。现代医学认为，尿毒症不是一种独立的疾病，而是肾功能丧失后机体内部生化过程紊乱而产生的一系列复杂的综合征。

引起尿毒症的原因有慢性肾小球肾炎、慢性肾盂肾炎、肾结核、肾动脉硬化症、尿道结石、前列腺肥大、膀胱癌、红斑狼疮、糖尿病等。

尿毒症是一种非常危险的疾病，如不及时治疗会危及生命。它可发生在各年龄段人群，晚期需进行血液透析或腹膜透析替代肾功能才能维持生存。定期血液透析和肾移植是尿毒症患者能长期生存的有效治疗手段。

尿毒症患者，应该正确看待透析问题。当血肌酐过高，威胁到尿毒症患者生命时，需要及时采用透析手段进行治疗；但尿毒症患者的治疗也不能一味地依靠透析，否则长期透析易造成尿毒症患者肾脏完全萎缩。

▶血液透析是针对肾功能衰竭者最常见的治疗手段，其可将病人的血液与含有一定化学成分的透析液同时引入透析器中，隔着半透膜进行透析，以排除代谢产物、净化血液和补充必要的物质，有计划地将机体血液中的杂质清除。透析还可用于严重高钾血症、水中毒等体内水液及电解质失衡的治疗

注意生活小节，让"废物处理站"正常运转

肾是泌尿系统完成其重要功能的核心器官，也是人体泌尿系中最易受损的器官。人们对肾病防治知识的普遍缺乏是导致肾病多发的主要原因之一。那么，在日常生活中，到底是哪些原因使我们的"废物处理站"不堪重负呢？

想吃就吃，肾不堪重负

如今，人们的生活优越程度与生命质量恰恰成反比。长期高负荷的工作使多数人的吃法太过"野蛮"，这样，自然就令"废物处理站"的负担加重。

◎吃太咸，高血压就会"登场"，肾只能跟着它一起"沦落"。因此，日常生活中应坚持淡盐饮食，每天摄入的盐应该在 5 克至 6 克为宜。

◎吃太甜、太油，不仅加重肾的负担，还会使你的身材走样。肥胖导致的各种疾病便接踵而来，其中就有因肥胖出现胰岛素抵抗，进而引发糖尿病。大约有 40% 的糖尿病患者会出现糖尿病肾病，而这种肾病是最难治疗的肾病之一。

◎蛋白质摄入过多，会导致体内血尿酸浓度升高，引发高尿酸血症。高浓度的血尿酸浓度升高对肾的毒性非常大，很容易使肾小管和肾间质发生病变，最后发展为慢性肾功能衰竭。

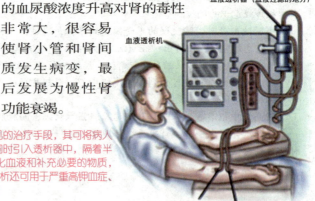

血液透析器（血液过滤的地方）

血液透析机

血液过滤回到人体　血流量透析器

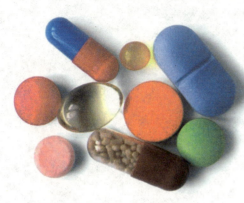

▲当我们身体不适时，一定要注意合理用药

世界肾脏日

　　你知道吗？目前全世界有5亿多人患有肾病。为了呼吁人们重视自己的肾脏，国际肾脏病学会与国际肾脏基金联盟联合提议，决定从2006年起将每年3月份的第二个星期四定为世界肾脏日。

◆▌随意吃药，容易把肾吃坏

　　滥用药物而导致肾损害的事件近年来屡见不鲜。人体产生的很多"垃圾"都是通过肾由尿液排出，其中也包括药物在体内的代谢产物。

　　因此，没有明确诊断为发热感染性感冒的病人，不要自行服用抗生素药物。患有慢性肾病的人更要谨慎用药。

◆▌忽视感冒，肾脏悄悄生病

　　一感冒就乱吃抗生素会造成肾脏损伤，但如果拖着不看病，忽视治疗，看似并不严重的感冒、咽喉炎等疾病也会引发肾脏疾病。

◆▌轻视感染，肾脏易生疾患

　　研究发现，感染也是导致肾病的常见因素。急性咽喉炎、急性上呼吸道感染易引起急性肾小球肾炎或慢性肾炎的急性发作。所以每到天气转冷或气温变化明显时，肾病患者就会骤增，而不少肾病患者在发病前都有感冒史。

　　除常见的上呼吸道感染外，肺炎、肝炎等常见的感染性疾病也会引发不同类型的肾病。所以为了保护肾脏的健康，在日常生活中应当加强锻炼，注意劳逸结合，提高身体免疫力，积极预防感冒，别让病毒溜进你的肾脏"捣乱"。

◆▌长期憋尿，小心憋出肾炎

　　日常生活中，我们一些不起眼的坏习惯也是引发肾脏疾病的"帮凶"。长期憋尿不仅容易引起膀胱损伤，还会使尿液长时间滞留在膀胱内，极易造成细菌繁殖，一旦尿液返流回输尿管和肾脏，其中的有毒物质就会造成肾脏感染，从而引发尿路感染、肾炎，甚至尿毒症。

　　因此，即使工作、学习再繁忙，也不要忘了勤喝水并按时如厕。一旦养成憋尿的习惯，就会在不知不觉间影响肾脏的健康。而疾病在早期往往没有明显的症状，很多患者都是在急性发作或疾病进入晚期时才后悔莫及。

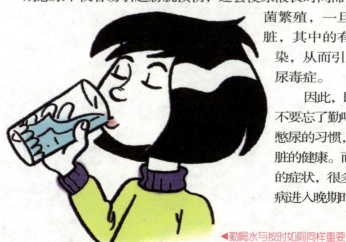

◀勤喝水与按时如厕同样重要

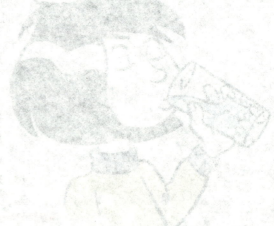